टाइप 1 डायबिटीज की चुनौतियों पर काबू

सच्ची घटनाओं पर आधारित मार्गदर्शिका

गीतिका सिंह

ISBN 979-888546632-5

यह किताब मेरे पापा (डॉ. जे.वी. यखमी) और मम्मी (अमर उपासना यखमी) को समर्पित है, जिन्होंने हमेशा मुझ पर विश्वास किया और मुझे जोखिम लेने के लिए प्रोत्साहित किया।

क्रम-सूची

क्रम-सूची

क्रम-सूची

लेखिका : गीतिका सिंह

हिंदी अनुवादः सुमन बाजपेयी

"एक सुखी परिवार धरती पर एक स्वर्ग के समान होता है।"— जॉर्ज बर्नार्ड शॉ

पुस्तक पर विशेषज्ञों की राय

"बढ़ते बच्चों के लिए जीवन कठिन है! और भी अधिक यदि पता चले कि वे टाइप 1 डायबिटीज मेलिटस (टी1डीएम)या ज्यूवेनाइल डायबिटीज (जैसा कि इसे पहले कहा जाता था) से जूझ रहे हैं। गीतिका ने टी1डीएम का पता चलने के बाद के शुरुआती वर्षों में अपने संघर्ष और यात्रा को इस पुस्तक में वर्णित किया है। उन्होंने बहुत ही स्पष्ट शैली में,बीमारी के बारे में जानकारी होने और इसके उपचार के महत्व पर जोर दिया है। ऐसा करने के पीछे उनका उद्देश्य यही है कि अगर किसी दूसरे को इस अवस्था से गुजरना पड़े तो उनके लिए उनके रास्ते में आने वाली समस्याओं का सामना करना आसान हो जाए। सहयोग देने वाला परिवार और मित्र बीमारी से जूझने में बहुत मदद करते हैं। सपोर्ट टीम के रूप में एक सहानुभूति रखने वाले चिकित्सक का होना बहुत बड़ी भूमिका निभाता है!

मैं चाहता हूं कि सभी टी1डीएम रोगी और उनके माता-पिता इस पुस्तक को अवश्य पढ़ें। इस भयानक बीमारी पर उनकी जीत पाठक को टी1डीएम का सामना करने और एक सामान्य जीवन जीने का भरोसा देगी!"

24 अगस्त 2021
डॉ. मनोज चड्ढा, कंसल्टिंग एंडोक्रिनोलॉजिस्ट,पी.डी हिंदुजा अस्पताल,मुंबई

☙

"असीम प्रेम,करुणा,देखभाल और सहयोग की एक सशक्त कहानी। साहसी माता-पिता और प्रियजनों की कहानी जो कभी न हार मानने के लिए एक किशोरी के जीवन को ऊर्जावान और सक्रिय बनाए रखने की ओर केंद्रित रखने के लिए प्रोत्साहित करती है, उसका मार्गदर्शन करती है!

यह एक वास्तविक जीवन का लेखा-जोखा है कि एक टी1डी रोगी के अंदर आत्मनिर्भरता और जिम्मेदारी की भावना निर्मित करना कितना महत्वपूर्ण है, ताकि उन्हें एक अद्भुत,आत्मविश्वास से भरे इंसान बनने में सक्षम बनाए। ऐसा इंसान जो जीवन के सभी पहलुओं को अपनाने के लिए तैयार हो, जोकभी भी अपनी ताकत, जोश या जीने के दृढ़ संकल्प को न खोते हुए हर दिन एक सामान्य जीवन जीए।"

संगीता तलवार,लोकप्रिय ब्रांड्स (मैगी,टाटा टी) की निर्माता,बोर्ड की सदस्य,लीडरशिप कोच और डायवर्सिटी स्पीकर।

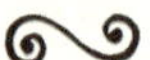

"यह पुस्तक जीवन की लय में बंधी एक अभिव्यक्ति है। गीतिका हमें जो सीख देती हैं, वह हर किसी के जीवन पर सटीक बैठती है, चाहे उसे यह बीमारी हो या न हो। गीतिका ने हमें दिखाया कि परिवार और दोस्तों का सहयोग दवाओं से कहीं ज्यादा ताकतवर साबित हो सकता है। यह किताब हर किसी के पढ़ने लायक है।"

Prof. Jean Louis Marty, Director, BIOMEM Lab, Centre de Phytopharmacie, BAE, Batiment S, Universite de Perpignan, Via Domitia, Perpignan, France

मानसिक शक्ति और सकारात्मकता की एक उत्कृष्ट कहानी...
आजीवन स्वास्थ्य की स्थिति का प्रबंधन करने के तरीके सीखने
के लिए आशावाद और सकारात्मकता की एक प्रेरणादायक कहानी।
इसमें एक सुदृढ़ अनुशासन बनाने और टी1डी से ग्रस्त व्यक्ति के प्रति
परिवार के सदस्यों और दोस्तों का प्यार से सहयोग करने के लिए
उपयोगी सुझाव हैं। यह पुस्तक देखभाल करने वालों और उन लोगों
को अवश्य पढ़नी चाहिए जो इस स्थिति के बारे में अधिक समझना
चाहते हैं।''

*Luca Fusi, Sir Henry Dale Fellow, Randall Centre for Cell
and Molecular Biophysics, King's College London, UK*

෧෮

"असाधारण...बहुत सुन्दर लिखा है। बात सीधे दिल से निकली है..."

करण बहल, सीईओ, हैप्पीट्यूड

෧෮

"टाइप 1 मधुमेह के सभी रोगियों के माता-पिता को यह पुस्तक
अवश्य पढ़नी चाहिए। यह उन्हें टाइप 1 डायबिटीज होने के बावजूद
जीवन के सभी लक्ष्यों को प्राप्त करने के लिए आत्मविश्वास और
साहस देगी। जब टी1डी होने के बारे में पता चले, तभी इसे पढ़ने से
लाभ होगा।"

विपुल   मेहता,डायबिटीज   काउंसलर,ज्यूवेनाइल   डायबिटीज
फाउंडेशन,मुंबई

෧෮

टाइप 1 मधुमेह रोगियों के व्यक्तिगत अनुभवों और समस्याओं, और उनका सफलतापूर्वक सामना करने और उन्हें नियंत्रित करने के बारे में बताने वाले साहित्य की कमी है। यह रिक्तता इस उत्कृष्ट पुस्तक द्वारा सराहनीय ढंग और पूर्ण रूप से पूरी होगी। गीतिका ने जिन सारी चीजों (और लगभग टी1डी के समस्त पहलुओं) का सामना किया, उनके बारे में बहुत सशक्त और सच्चा वर्णन इस पुस्तक में है। और जो उन्होंने सहा, वे बातें स्पष्ट रूप से ऐसे कई पहलुओं पर प्रकाश डालती हैं जिनके बारे में कोई भी कभी सोचता भी नहीं है। प्रवाह इतना सहज है और भाषा इतनी सरल और तुरंत समझ में आने वाली है। एक औसत पाठक भी दो घंटे के भीतर पुस्तक को एक बार में पढ़ सकता है। उन्होंने निदान से लेकर जीवन के छोटे-छोटे सभी पहलुओं को सावधानीपूर्वक इसमें सम्मिलित किया है। इसी वजह से उन्हें आसानी से समझा जा सकता है। प्रत्येक अध्याय के अंत में सारांश के रूप में 'मुख्य सीख' वास्तव में ज्ञान के मोती हैं जिनका पालन टी1डीऔर माता-पिता/देखभाल करने वालों को करना चाहिए। कुल मिलाकर,एक अद्भुत हृदयस्पर्शी पुस्तक है जिसे सभी टी1डी मरीजों और उनके माता-पिता/देखभाल करने वालों को अवश्य पढ़ना चाहिए। उन्होंने 'सकारात्मकता' के अपने मंत्र पर जोर दिया है जो टी1डी के सामने आने वाली बाधाओं को दूर करने के लिए सबसे महत्वपूर्ण है। यही नहीं, उन्होंने स्पष्ट किया है कि कैसे 'सुरक्षा कवच'के समर्थन से 'परस्पर-निर्भरता'किसी को बड़े पैमाने पर आत्मनिर्भर'बनने में मदद करती है और आजीवन साथ रहने वाली टी1डीके साथ एक सफल और खुशहाल जीवन जीने में मदद करती है। *अपने कर्मों को टाला नहीं जा सकता,लेकिन पुरुषार्थ के द्वारा आप अपने भाग्य के निर्माता बन सकते हैं।* गीतिका इस बात का पर्याप्त प्रमाण हैं और उनकी पुस्तक टी1डी साहित्य में एक मानक है।"

डॉ. हेमांग डी कोप्पिकर,एम.बी.बी.एस.,एमएस (नेत्र विज्ञान),डी.ओ.एम.एस. (बॉम्बे) लेजर उपचार और मधुमेह संबंधी रेटिनोपैथी की सलाहकार नेत्र सर्जन विशेषज्ञ, मुंबई

⚬⚭⚬

"लाइफ बियॉन्ड डायबिटीज', इस तरह से मैं इस पुस्तक का वर्णन करूंगा। यह उन लोगों के लिए जरूरी है जो जीवन में 'हताशा की अवस्था' से गुजर रहे हैं। गीतिका ने एक समाधान-उन्मुख दृष्टिकोण के साथ, टी1डी के साथ जीवन में विभिन्न परिस्थितियों से लड़ने के लिए उन्होंने क्या किया है, यह स्पष्ट किया है। यह पुस्तक आशावाद, स्वीकृति और साहस के माध्यम से जीवन में कठिन समय से निपटने के बारे में उनके ज्ञान और विशेषज्ञता का प्रमाण है। उन्होंने सीखा कि कब संवेदनशील होना है और कब दृढ़ होना है! आशावादी स्वर, संघर्ष कर जीतने की भावना और माता-पिता के लिए कुछ प्रत्याशित प्रश्नों के उत्तर ने मुझे प्रभावित किया।

आर. श्रीधर—इनोवेशन कोच, पार्टनर आइडियाज-आरएस,पूर्व निदेशक ओगिल्वी इंडिया, पूर्व अध्यक्ष, ओगिल्वी वन

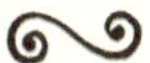

"आजीवन कायम रहने वाले विकार के बारे में दर्दनाक यादों को याद करना आसान नहीं है। गीतिका ने ऐसा न केवल बहुत ही शालीन ढंग से किया है, बल्कि एक अलग मानसिकता के साथ किया है जो पढ़ने के लिए बाध्य करता है और सहानुभूति रखने के लिए मजबूर करता है। दुखी माता-पिता और युवाओं के लिए, प्रत्येक अध्याय के अंत में भावनात्मक सहायता के लिए दिए गए सुझाव अमूल्य हैं। व्यावहारिक सुझावों से युक्त है यह किताब।"

अपर्णा शेखर, एक्जीक्यूटिव कोच,कॉर्पोरेट ट्रेनर,लेखक

"यह पुस्तक एक आकर्षक कहानी है जिसमें लेखिका पाठकों के साथ मधुमेह से निपटने, उसके साथ बड़े होने और जीने का एक बहुत ही अलग तरीका साझाती हैं। यह कोई विज्ञान आधारित पुस्तक नहीं है, बल्कि इस स्थिति से निपटने का सबसे 'मानवीय' संस्करण है। आप इसमें न केवल लेखक की भावनाओं को देख पाएंगे, बल्कि उसके आसपास के कई अन्य लोगों (परिवार और दोस्तों) की भावनाओं का भी अनुभव कर पाएंगे। यह मानवीय और भावनात्मक दृष्टिकोण से लोगों की कमजोरी का साथ देने और समझने के लिए एक आदर्श मार्गदर्शक है। पुस्तक को पढ़ने पर आपको एहसास होगा कि यह बीमारी न केवल शरीर के स्वास्थ्य से जुड़ी है, बल्कि कई बदलावों और संवेगों के बारे में भी है, जो विशेष रूप से इस बीमारी का पता लगने पर मन में उठते हैं।

Sandy Guzmán, Positive Influencer, San Luis Potosi, Mexico

प्रस्तावना

डायबिटीज एक ऐसी बीमारी है जो वक्त गुजरने के साथ और बिगड़ती जाती है। इस बीमारी में हर अंग प्रभावित होता है। पुराने जमाने में डायबिटीज राजा और अमीरों की बीमारी हुआ करती थी। वे बहुत ही गरिष्ठ और वसायुक्त भोजन किया करते थे और उनके जीवन में चिंता और कई तरह की परेशानियां भी बहुत हुआ करती थीं। आज डायबिटीज जंगल की आग की तरह फैल गई है, जो न केवल संपन्न या गरीब वृद्ध लोगों को प्रभावित कर रही है, वरन युवा भी इसके शिकार हो रहे हैं। टाइप 2 डायबिटीज तब होती है जब आपका शरीर या तो पर्याप्त इंसुलिन नहीं बनाता, या फिर वह इंसुलिन का प्रतिरोध करता है और आनुवंशिक और जीवन शैली के गलत तौर-तरीकों से संबंधित है। टाइप 1 डायबिटीज एक रोगप्रतिरोधी पदार्थों से उत्पन्न (ऑटोइम्यून) प्रतिक्रिया है जो आपके पैन्क्रियास (अग्न्याशय) में उन कोशिकाओं पर हमला करती है जो इंसुलिन का उत्पादन करती हैं और यह माता-पिता या परिवार से मिले आनुवंशिक या पर्यावरणीय कारकों की वजह से होती है।

योग के अनुसार सभी रोगों की जड़ मन में निहित है। इतने सारे पर्यावरण से जुड़े प्रदूषित करने वाला पदार्थों और साथ ही तनावपूर्ण जीवनशैली ने इस बीमारी को जन्म दिया है जो अब बच्चों और युवा वयस्कों को भी प्रभावित कर रही है। योग शरीर से इस बीमारी को दूर करने के लिए कड़ी मेहनत करने की सलाह देता है। हमारा सदियों पुराना योग लोगों को अपनी डायबिटीज की बीमारी से स्वयं को अत्यधिक प्रभावित न होने में मदद करता रहा है। आहार और भोजन के समय प्रबंधन के साथ-साथ अपने रोजमर्रा के कार्यों में योग तकनीक का उपयोग करते हुए, योग हमेशा लोगों को खुलकर हंसने और एक पूर्ण जीवन जीने के लिए प्रेरित करता है।

गीतिका सिंह योग इंस्टिट्यूट की उत्साही साधक रही हैं। इंस्टिट्यूट की, अपने मन और शरीर के साथ तालमेल बिठाकर जीने

की मूल शिक्षाओं के सारतत्व का पालन करते हुए और अपने स्वयं के निदान का प्रबंधन करने के लिए योग की तकनीक का उपयोग करते हुए, वह इस बात को सिद्ध करती हैं कि आपका निदान आजीवन मिलने वाली सजा नहीं है, बल्कि अपनी आंतरिक भावनात्मक क्षमता को और सुदृढ़ करने का एक अवसर है।

अपनी यात्रा के माध्यम से, वह पाठक को एक ऐसा जीवन जीने का सर्वाधिक महत्वपूर्ण सबक देती हैं जो सच्चाई, साहस और स्वीकृति पर आधारित है। और यह वास्तव में जीने के लिए एक यौगिक दृष्टिकोण है जो आसनों से परे है।

गीतिका सिंह आपके लिए आशा का एक संदेश लेकर आई हैं कि आप इस बीमारी से कहीं ज्यादा महत्वपूर्ण हैं। अपने निदान को अपनी पहचान मत बनाओ और अपने जीवन से आनंद को खोने मत दो। अपने समय का सदुपयोग करें। योग में रचा-बसा एक सुखी और पूर्ण जीवन जिएं!

डॉ. हंसाजी योगेंद्र

निदेशक, द योग इंस्टिट्यूट, मुंबई

परिचय

जो लोग इस पृष्ठ को पढ़ रहे हैं वे अब तक जान चुके होंगे कि मुझे टाइप 1 डायबिटीज है (टी1डी)। मुझे अपनी इस दशा के बारे में 1994 में पता चला था जब मैं 17 साल की थी। तब से मैं इस स्थिति को संभाल रही हूं। अधिकांश लोग 'डायबिटीज' को एक ऐसी स्थिति के रूप में मानते हैं जिसमें व्यक्ति को प्रतिदिन गोलियां लेने और चीनी और मिठाई खाने पर पाबंदी होती है। हालांकि, टाइप 1 डायबिटीज को संभालना इतना आसान नहीं है। इसमें इंसुलिन की मात्रा (जो इंजेक्शन योग्य है), भोजन, व्यायाम, मीठा खाने की इच्छा को लगातार नियंत्रित करने और उसके अनुसार शूगर के स्तर (शूगर लेवल) की बार-बार जांच करते रहने की आवश्यकता होती है। उच्च शूगर के साथ-साथ शूगर का स्तर न गिरे, इस बात का भी ध्यान रखना होता है। दोनों ही स्थितियां अत्यधिक खराब हैं। हालांकि शूगर का स्तर गिरना, शूगर का स्तर ज्यादा होने की तुलना में अधिक परेशान करने वाला है। यह एक जटिल गणित है जिसे शरीर और दिमाग को लगातार विकसित करते रहने की जरूरत होती है। निश्चित रूप से अन्य मापदंड भी हैं, जैसे कम उम्र में टी1डी होना और उसके समय-समय पर होने वाले विभिन्न प्रभाव, बदलती दिनचर्या और अन्य चयापचय (मेटाबोलिक) परिवर्तनों के साथ इन प्रतिबंधों के साथ जीने की जटिलता, जो बढ़ती उम्र के साथ आती है। संक्षेप में कहें तो, एक ही लक्ष्य को पूरा करने, यानी अपने रक्त शूगर (ब्लड शूगर) के स्तर का संतुलन बनाए रखने के लिए बहुत सारे बदलावों पर ध्यान देने की जरूरत है।

मैं यहां स्पष्ट करना चाहूंगी कि यह पुस्तक रक्त शूगर को नियंत्रित करने के तरीके के बारे में नहीं है। यह इस बारे में है कि सकारात्मक मानसिकता के साथ इस स्थिति से कैसे निपटना चाहिए। यह जानना और स्वीकार करना महत्वपूर्ण है कि इस स्थिति का पता चलने पर टी1डी बच्चे और उसके माता-पिता पर बहुत अधिक

भावनात्मक और मानसिक प्रभाव पड़ता है। सफलतापूर्वक जीने का ढंग ठीक उसी समय शुरू होता है, और इस सच को उन अभिभावकों द्वारा नजरअंदाज नहीं किया जा सकता है, जिनके पास इस बीमारी से ग्रस्त बच्चे और खुद को संभालने का दोहरा कार्य है। इतना ही नहीं, यह भी महत्वपूर्ण है कि धीरे-धीरे, माता-पिता बच्चे को आत्मनिर्भर बनाएं, ताकि वह जीवन में आने वाली सभी प्रकार की परिस्थितियों को संभालने और उनका सामना करने में सक्षम हो सके।

इस स्थिति से मुकाबला करने के लिए एक बहुत ही महत्वपूर्ण 'घटक' है 'सकारात्मक दृष्टिकोण'। टी1डी बच्चे को डायबिटीज के प्रबंधन, जीवन में आगे बढ़ने, स्वतंत्र बनने और एक सार्थक जीवन जीने पर ध्यान केंद्रित करने के बारे में, जैसे भी उपयुक्त लगे, माता-पिता, देखभाल करने वालों और परिवार के करीबी सदस्यों द्वारा इसे हर समय बताना व समझाते रहना जरूरी है।

मेरे भाई आशीष ने हमेशा किसी भी कठिन परिस्थिति से घबराकर असंतोष प्रकट करने या निराश होने के बजाय सकारात्मक सोच रखते हुए उसका सामना करने पर जोर दिया है। असंतोष या निराशा, सीधे विफलता की ओर ले जाती है। यदि दृष्टिकोण में आस्था और विश्वास की कमी है तो प्रयास आधे-अधूरे हो जाते हैं।

जीवन के हमेशा ऐसे कई पहलू होंगे, जो जब खुलते हैं तो उनको कोई नियंत्रित नहीं कर सकता, लेकिन निश्चिंत रहें कि ऐसे कई पहलू होंगे जिन्हें कोई भी सुलझा सकता है और सफलतापूर्वक उनसे निपट भी सकता है। उन पर ध्यान क्यों नहीं दिया जाए!

चुनौतियां और बदलाव अनंत होंगे जो एक साथ मिलकर बच्चे और शूगर को पूरी तरह से अनियंत्रित कर सकते हैं और करेंगे। लेकिन उसे तब संभलने के लिए पर्याप्त रूप से प्रेरित होने की जरूरत है और उसी दृढ़ता के साथ लगातार और बार-बार आगे बढ़ने की जरूरत है। ऐसा होना तभी संभव है जब स्वयं पर अत्यधिक विश्वास हो और आप जो भी करें, उसे अनुशासित ढंग से करें।

मेरी पूर्व बॉस, शर्मिला सिंह, जो डायबिटीज से परिचित हैं, ने अकसर डायबिटीज से निपटने को 'हर घंटा लड़ाई' के रूप में

परिभाषित किया है। वास्तव में इसमें हर घंटे में संख्या ऊपर-नीचे हो जाती है। इसलिए काफी सतर्कता की जरूरत है।

यह सुनिश्चित करने के लिए कि बच्चा अपने जीवन में आत्म-प्रेरित है, डायबिटीज का सामना व संभालने के लिए एक बहुत मजबूत नींव और अवधारणा रखना बहुत जरूरी है। यह पुस्तक इसी बात पर प्रकाश डालती है।

ऐसी कई स्थितियां होंगी जो हतोत्साहित कर सकती हैं या 'डायबिटीज के आगे हार मान जाने' का कारण बन सकती हैं। इसलिए इसका संज्ञान लेने, इसे स्वीकार करने और पराजित महसूस किए बिना सकारात्मक रूप से आगे बढ़ने की जरूरत है।

जैसे कि मेरे पति, मनु अकसर कहते हैं, *'किसी को हमेशा प्रेरित नहीं किया जा सकता है, इसलिए अनुशासित रहना अनिवार्य है'*। यह बात मुझे जीवन में एक बहुत ही अनुशासित दृष्टिकोण अपनाने के अगले चरण पर ले जाती है। इस तरह की संभावना पर विचार करने से न केवल रक्त शूगर को बेहतर ढंग से नियंत्रित करने में मदद मिलती है, बल्कि जीवन में और भी बहुत कुछ करने में मदद मिलती है जो कोई व्यक्ति एक असंगठित, बिना सोचे-समझे ढंग से जीवन जीने से नहीं प्राप्त हो सकता है।

बेशक, यह सब अभ्यास, त्याग और परिवार के सहयोग व समर्थन से ही संभव हो पाता है। लेकिन जैसे-जैसे व्यक्ति जीवन में आगे बढ़ता है, 'यह' दूसरा स्वभाव बन जाता है। यहां 'यह' का अर्थ 'डायबिटीज प्रबंधन' से है। मजे की बात यह है कि कई मामलों में तो घड़ी देखकर ही भूख लगती है। मुझे याद है कि सिर्फ घड़ी देखकर कॉफी और कुछ हलका-फुलका खाने के इतने सारे आमंत्रणों को मना करना। शुरुआत में यह मुश्किल हो सकता है, लेकिन यह सब इस पर निर्भर करता है कि आप अपने 'दिमाग को कैसे प्रशिक्षित' करते हैं।

डायबिटीज का सामना करने की पूरी प्रक्रिया में कई चीजों को निर्धारित दिशा में रखना संभव है। जैसे एक्सरसाइज करने, इंसुलिन लेने, भोजन करने, ब्लड शूगर के स्तर पर नजर रखने आदि का समय और एक बार जब ये सब चीजें दिनचर्या का हिस्सा बन जाती हैं, तो

व्यक्ति जीवन के अन्य पहलुओं पर ध्यान केंद्रित कर सकता है।

यह पुस्तक इस बात पर प्रकाश डालती है कि डायबिटीज से परे भी जीवन है। और कोई व्यक्ति इस स्थिति को संभालने के साथ-साथ सार्थक ढंग से जीवन भी जी सकता है। डायबिटीज प्रबंधन कोई बोझ नहीं है जिसे पूरी तरह से स्वयं पर लेने की आवश्यकता है। यह एक 'सेफ्टी बबल' (सुरक्षा कवच), सुरक्षित परिवेश, एक डायबिटीज टीम और पर्याप्त समर्थन और उससे संबंधित उचित व्यवहार कैसे करना है, यह बताने के साथ एक अनुकूल वातावरण निर्मित करने से संबंधित है। जो आपकी मदद करते हैं और याद दिलाते रहते हैं कि आपको एक अच्छी तरह से नियंत्रित जीवन जीना है, उनके द्वारा मिलने वाले सहयोग के बारे में।

इस पुस्तक में एक और बहुत ही महत्वपूर्ण पहलू पर बात की गई है। वह है कि 'मदद कैसे मांगें।' यह बात एक टी1डी से ग्रस्त व्यक्ति पर अत्यंत सकारात्मक प्रभाव डाल सकती है, खासकर जब वह आत्मनिर्भर हो, जीवन की जीने की कोशिश कर रहा हो।

हमें लगातार यह याद रखने की जरूरत है कि हम एक ऐसे पारिस्थितिक तंत्र में रहते हैं जो लगातार विभिन्न प्रकार के बदलावों के इर्दगिर्द घूमता रहता है। मदद या किसी से सहयोग लेना किसी के मानवीय गुण को उत्प्रेरित करने के समान हो सकता है। यह आपका किसी के सामने झुकने से जुड़ा भी है। यह अल्पकालिक या दीर्घकालिक कारणों से हो सकता है।

मैं खुद को कई वजहों से बहुत भाग्यशाली मानती हूं। इस बीमारी ने मुझे उस उम्र में अपने शिकंजे में लिया जब मैं यह समझने योग्य हो चुकी थी कि मेरे जीवन पर इसका क्या प्रभाव पड़ेगा और एक स्वस्थ जीवन शैली अपनाने के लिए क्या करना होगा। मैं भाग्यशाली हूं कि मुझे ऐसा परिवार मिला जो 'किसी भी चुनौती का हर समय मुकाबला करने को तैयार रहता है', जो सकारात्मक दृष्टिकोण रखते हुए कठिन से कठिन परिस्थिति का मुकाबला कर सकता है। मेरे परिवार ने मुझमें 'करुणा' और 'दूसरों के लिए कुछ करने' के कुछ बहुत ही महत्वपूर्ण गुण भी रोपे हैं। इन गुणों की वजह से मुझे दूसरों

के प्रति अधिक संवेदनशील होने, घनिष्ठ संबंध विकसित करने और इस ऐसा करते हुए एक मजबूत 'सुरक्षा कवच' निर्मित करने में मदद मिली है।

हमारे माता-पिता ने हमें सुदृढ़ मूल्यों और धारणाओं के साथ पाला, जिससे जीवन में कई चुनौतियों का आसानी से सामना करने में मदद मिली। कमजोर होने को कभी कमजोरी नहीं, बल्कि विश्वास दिखाने का एक तरीका माना जाता था। ईमानदार और पारदर्शी होना हमें जन्मजात गुण की तरह नहीं मिला था, जिसके कारण लोग हमारा फायदा उठा सकते थे, वरन किसी भी रिश्ते में — चाहे वह व्यावसायिक स्तर पर हो या व्यक्तिगत, एक मजबूत नींव विकसित करने की ताकत के रूप में हमें मिला था।

आज, टी1डी के मरीज के रूप में जीवन जीने के 28 साल बाद, मुझे तीव्र इच्छा हो रही है कि जो इतने वर्षों में मैंने सीखा है, उसे दूसरों के साथ साझा करूं, ताकि वे भी इसका लाभ उठा सकें और इस स्थिति से निपटने के लिए आवश्यक सकारात्मक दृष्टिकोण और इसे स्वीकार करने की हिम्मत जुटा सकें।

यह पुस्तक टी1डी बच्चों के उन सभी माता-पिता के लिए है जिनके मन में अपने बच्चे के डायबिटीज का शिकार होने को लेकर कई प्रश्न और चिंताएं हैं। यह उन माता-पिता के लिए है जो बच्चे के भविष्य के बारे में चिंतित हैं और जो अपने बच्चे के डायबिटीज से पीड़ित होने के बाद से निराश और दुखी हैं।

यह पुस्तक उन माता-पिता के लिए भी है जिन्होंने बच्चे की इस स्थिति को स्वीकार कर लिया है और इससे निपटने की कोशिश कर रहे हैं, क्योंकि इस पुस्तक में दिए गए अनुभवों को पढ़कर और यह देखकर कि आपके अनुभव दूसरों के अनुभवों से कितने मिलते-जुलते हैं, आनंद आएगा और आपको कुछ खास बातों और युक्तियों व जीवन में आने वाली किन्हीं स्थितियों से निपटने और उन्हें सुलझाने के लिए सही दृष्टिकोण क्या हो, यह जानने का भी अवसर मिलेगा।

बेशक, यह किताब उन सभी टाइप 1 डायबिटीज के रोगियों के लिए है, जो खुद को एक मौका देना चाहते हैं और जीवन में

सकारात्मक दृष्टिकोण रखते हुए आगे बढ़ना चाहते हैं। यह पुस्तक उन्हें यह जानने में मदद कर सकती है कि यदि वे उम्मीद का दामन थाम कर अपनी स्थिति का प्रबंधन करने का निर्णय लेते हैं, और अपने करीबी लोगों से सहयोग और दूसरों से मदद मांगने की इच्छा रखते हैं, तो उनका जीवन आगे एक सही दिशा में कैसे बढ़ेगा।

यह किताब उन लोगों के लिए नहीं है जो सोचते हैं कि 'डायबिटीज एक अभिशाप है'। यह पुस्तक उन लोगों के लिए भी नहीं है जो जीवन में डायबिटीज को एक बहाने के रूप में इस्तेमाल कर दूसरों से सहानुभूति की अपेक्षा रखते हैं। ऐसे पाठक इस पुस्तक को न पढ़ें, क्योंकि अन्यथा उन्हें केवल निराशा ही होगी।

यह किताब उन सब बच्चों के अभिभावकों के लिए, आशा और सकारात्मक रहने का हौसला देते हुए भी उपयोगी हो सकती है जो ऐसी बीमारी/अक्षमता से जूझ रहे हैं, जो उनके 'सामान्य' जीवन को बाधित कर सकती थीं (या मुझे 'उबाऊ' जीवन कहना चाहिए जैसा कि इस दुनिया में कई 'सामान्य' लोगों द्वारा परिभाषित और जीया जाता है!)।

अंत में, मैं कहूंगी, यह पुस्तक सभी के लिए है, क्योंकि यह आपको अपने आसपास के किसी व्यक्ति के लिए सुरक्षा कवच बनने का मौका देगी। जरूरी नहीं कि वह व्यक्ति आपके परिवार या आपके मित्र मंडली में हो, लेकिन वह आपके कार्यालय या अन्य कोई और हो सकता है, जिनसे आपका मिलना-जुलना है। इस पुस्तक के माध्यम से, मैं प्रत्येक व्यक्ति से अनुरोध करना चाहती हूं कि अपने आसपास किसी एक व्यक्ति की तलाश करें जिसके लिए आप उसके सुरक्षा कवच का हिस्सा बन सकते हैं। दुनिया को दूसरों की मदद और सहयोग करने के लिए अधिक से अधिक लोगों की आवश्यकता है।

पृष्ठभूमि

सितंबर 2020, शनिवार की दोपहर थी। कोविड -19 की वजह से हम सभी घर पर रहने को बाध्य थे और अपने स्टडी रूम में बैठे, मैं एक प्रेजेंटेशन का अवलोकन कर रही थी जिसे सोमवार को एक क्लाइंट को दिखाना था। यह किसी भी अन्य शनिवार की तरह था, जब मुझे अपनी म्यूजिक क्लास की, जो शाम को होती थी, अधीरता से प्रतीक्षा रहती थी। क्लास कितने बजे शुरू होगी, यह जानने के लिए मैंने फोन उठाया। तब मेरी नजर अपनी पड़ोसी और दोस्त अनीता के मैसेज पर पड़ी। उसमें लिखा थाः "तुरंत मुझे फोन करो।"

यह बिना किसी हैलो या 'प्लीज' लगाए बिना सिर्फ एक सादा मैसेज था।

मैसेज पढ़ते हुए मुझे लगा कुछ तो गलत हुआ है। अजीब-सी बेचैनी मन में महसूस हुई और मैंने तुरंत उसका नंबर मिलाया। मैं मन ही मन दुआ कर रही थी कि सब कुछ ठीक हो। अनीता ने एक ही बार में फोन उठा लिया। उसकी आवाज में घबराहट थी और उसने मुझसे जल्दी से पूछा, "क्या तुम्हें किसी ऐसी बीमारी के बारे में पता है जिसमें पैन्क्रियास काम करना बंद कर देता है?" इससे पहले कि मैं उसके सवाल का जवाब दे पाती, उसने एक और सवाल किया, "क्या तुम भी इसी स्थिति से गुजर रही हो?" मैंने मुश्किल से जवाब देना शुरू ही किया था कि उसने एक और सवाल मुझ पर दागा, "क्या ऐसी स्थिति में इंसुलिन लेना पड़ता है?"

मैंने आखिरकार थोड़ा चिल्लाते हुए "अनीता!" कहा और इस तरह उसे थोड़ा शांत करने में कामयाब हुई।

उसे एहसास हुआ कि वह मुझे जवाब देने का मौका ही नहीं दे रही , इसलिए वह चुप हो गई। मैंने तुरंत उस क्षणिक चुप्पी का फायदा उठाते हुए कहा, "हां, मैं इंसुलिन के इंजेक्शन लेती हूं।"

मुझे नहीं पता क्यों, मैंने 'इंजेक्शन' शब्द पर जोर दिया। शायद यह उसे यह समझाने के लिए था कि सामान्य डायबिटीज (टाइप 2)

और जिसमें इंसुलिन लेना पड़ता है (टाइप 1) दोनों अलग-अलग हैं। लेकिन इससे पहले कि मैं कुछ और कह पाती, अनीता ने मुझसे फिर पूछा, "तो क्या ऐसी कोई बीमारी है जिसमें पैन्क्रियास काम करना बंद कर देता है? मेरा मतलब है, पूरी तरह से बेकार हो जाता है?"

मैं देने से पहले थोड़ी रुकी। "हां, है। लेकिन मैं जानने को उत्सुक हूं कि क्या हुआ है?"

"दरअसल, एक छोटी लड़की है, मेरे एक दोस्त की बेटी, और पता चला है कि उसे डायबिटीज है। मैं तुम्हारा नंबर उसके पिता को दे रही हूं।" उसके स्वर में अनुरोध कम और आदेश ज्यादा लग रहा था। फोन काटने से पहले हमने बस "ओके" कहा।

कुछ मिनटों के बाद जब मैं अपनी दोपहर की चाय की चुस्की का लुत्फ उठाने ही वाली थी कि मुझे किसी अनजान नंबर से फोन आया। मैंने तुरंत फोन उठाया और, जैसा कि अपेक्षित था, दूसरी तरफ लड़की के पिता थे।

"हाय, मैं राहुल बोल रहा हूं। अनीता ने आपसे मेरी बेटी, प्रीति के बारे में बात की होगी।"

मैं उनकी आवाज़ में चिंता और थकावट महसूस कर सकती थी। उनकी आवाज से ऐसा लग रहा था कि मानो वह कई दिनों से ठीक से सोए नहीं थे और बेहद थके हुए हैं।

"हां, उसने मुझसे बात की थी," जितना संभव हो, उतने शांत स्वर में मैंने कहा। "बताइए, मैं आपकी कैसे मदद कर सकती हूं?"

"वास्तव में, मेरी 14 वर्षीय बेटी को टाइप 1 डायबिटीज है। उसे एक नर्सिंग होम में भर्ती कराया गया है और उसे इंसुलिन दिया जा रहा है। अनीता ने कहा कि आप हमें इसके बारे में और बता सकती हैं और हमें उसकी स्थिति के बारे में कुछ जानकारी दे सकती हैं। इसलिए, मैंने आपको फोन किया है।"

"जी राहुल, मैं आपको इसके बारे में सब कुछ बता सकती हूं, क्योंकि मैं भी टाइप 1 डायबिटिक हूं।"

हमने लगभग बीस मिनट तक बात की और मैंने उन्हें टी1डी के बुनियादी पहलुओं और उसे नियंत्रण में रखने के बारे में समझाया।

मैंने उनसे कहा कि यह एक 'जीवन भर रहने वाली' स्थिति है और इसे इंसुलिन के इंजेक्शन से 'नियंत्रित' किया जा सकता है लेकिन 'ठीक' नहीं किया जा सकता है, और यह भी बताया कि व्यक्ति को जीवन भर इंजेक्शन लेना होगा।

प्रीति को आईसीयू में क्यों रखा गया है, इस बात को लेकर भी वह चिंतित थे, जिसका मैंने समाधान किया। मैंने उन्हें यह समझने में मदद की कि डॉक्टर यह सुनिश्चित करना चाहते हैं कि *डायबिटिक कीटोएसिडोसिस* (डीकेए- मधुमेह संबंधी एक गंभीर समस्या, जिसमें शरीर बहुत ज़्यादा मात्रा में कीटोन बनाता है), एक गंभीर स्थिति है जो अकसर तब होती है जब डायबिटीज का पता नहीं चलता या वह अनियंत्रित होती है, वह जल्दी से नियंत्रण में आ जाए, और जब शूगर और कीटोन की गंभीरता से निगरानी करने की आवश्यकता होती है। और इसलिए, यह आवश्यक था कि उसे आईसीयू में रखा जाए। यही नहीं, मैंने उन्हें यह भी बताया कि ऐसी स्थिति को संभालने का यह एक 'सामान्य' तरीका था। मैंने उन्हें तसल्ली देने के लिए 'सामान्य' शब्द पर जोर दिया।

फोन काटने के बाद, मेरे मन में दो प्रबल एहसास जाग्रत हुए। एक, मुझे लगा कि मैंने पिता को 'दिलासा' दे ही दिया है, क्योंकि फोन पर बात खत्म होने से पहले यह साफ पता चल रहा था कि वह थोड़ी राहत महसूस कर रहे हैं। साथ ही, उन्होंने संकेत दिया कि वह और उनकी पत्नी, रजनी, बेटी को अस्पताल से छुट्टी मिलने के बाद मुझसे कुछ और विस्तार से बात करना चाहेंगे। दूसरी इच्छा यह थी कि मैं लड़की की 'मदद' करना चाहती थी। मैं उसकी मदद करना चाहती थी ताकि वह अपनी स्थिति को स्वीकार कर सके और उसे अपना सके और सबसे महत्वपूर्ण बात यह है कि इसे बहुत सकारात्मक ढंग से नियंत्रण में रख सके।

मैंने अपने लिए एक और कप चाय बनाई और अपनी बालकनी में बैठकर ढलते सूरज को निहारने लगी। मेरा दिमाग अट्ठाईस साल पीछे चला गया। 1993 में जब मैं 17 साल की थी और इंजीनियरिंग कॉलेज में प्रवेश लिया था और दिल्ली के पास स्थित एक छोटे से

शहर, कुरुक्षेत्र में एक हॉस्टल में रहने आई थी।

बाकी की कहानी उन घटनाओं का फ्लैशबैक है जो मेरे दिमाग में तैरने लगीं। वे सब मेरे अपने अनुभव हैं। उन्हें एक व्यवस्थित ढंग प्रस्तुत किया गया है ताकि पाठक को इस चिकित्सकीय स्थिति की समझ, जिन चुनौतियों का सामना करना पड़ता है, उनके बारे में और माता-पिता या देखभाल करने वाले व्यक्ति, इसे अच्छी तरह से संभालने में बच्चे की कैसे सहायता कर सकते हैं, इसके बारे में जान सकें।

"जब हम अपनी योजनाएं बना रहे होते हैं तो जीवन हमारे लिए
अलग से योजनाएं बना रहा होता है।"

— एलन सॉन्डर्स, अमेरिकी लेखक, कार्टूनिस्ट

1

मेरे जीवन का अविस्मरणीय दिन!

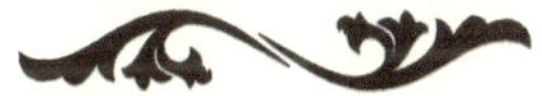

यह जीवन का एक नया चरण था जिसमें मैंने अभी प्रवेश किया था। मैं एक युवती थी, लगभग एक वयस्क, महत्वाकांक्षाओं से भरी हुई, और नए कॉलेज और छात्रावास जीवन में प्रवेश करने के लिए उत्सुक थी। अपनी तरह से स्वतंत्र होकर जीने, माता-पिता से दूर, परिवार से और आम सामाजिक दायरे से दूर, एक जीवन था। बहुत कुछ खोजना था, जानना था और मुझे अभी भी अपने वे घबराहट से भरे विचार स्पष्ट रूप से याद हैं, "क्या मैं इस नए जीवन के साथ सामंजस्य कर पाऊंगी? क्या मैं इसे अपना पाऊंगी?"

हालांकि, मैं बेहद खुश थी, क्योंकि मैं हमारी सरकार द्वारा संचालित सबसे अच्छे इंजीनियरिंग संस्थानों में से एक, एनआईटी कुरुक्षेत्र में प्रवेश पाने में कामयाब रही थी। इसका मतलब यह भी था कि मेरे माता-पिता को कोर्स की फीस को लेकर चिंता करने की कोई जरूरत नहीं थी।

जबकि मेरे पिता मुझे प्रवेश प्रक्रिया के लिए कई बार नागपुर के एनआईटी में लेकर गए थे, मेरी मां मेरे साथ एनआईटी, कुरुक्षेत्र आईं और वह चाहती थीं कि मुझे यहीं दाखिला मिल जाए।

मैंने अपनी दुनिया को अपने साथ समेट लिया था। अपने कपड़े, किताबें, जरूरी चीजें, अपने दोस्तों से मिले स्मृति चिन्ह और निश्चित रूप से, मेरे भाई, आशीष के उपहार। हमने मुंबई से दिल्ली तक ट्रेन से सफर किया और अपने मामाजी के यहां एक दिन रुके। फिर वह

हमें अगले दिन सड़क मार्ग से कुरुक्षेत्र के हॉस्टल तक छोड़ने आए। हमें दिल्ली से कुरुक्षेत्र पहुंचने में लगभग पांच घंटे लगे।

हम वहां शाम को पहुंचे और वार्डन और सुरक्षा गार्ड ने हमारा स्वागत किया। हॉस्टल ज्यादा भरा हुआ नहीं था। पूछताछ करने पर, हमें बताया गया कि चूंकि रविवार का दिन है, इसलिए अधिकांश लड़कियां सप्ताहांत में अपने गृहनगर/स्थानीय अभिभावकों से मिलने जाती थीं। हमें बताया गया कि अगले दिन हॉस्टल के गलियारों में चहल-पहल दिखाई देगी। मैं उस वर्ष के बैच में प्रवेश लेने वाली आखिरी लड़की थी, लेकिन सौभाग्य से, सभी प्रवेश औपचारिकताएं नागपुर एनआईटी में ही पूरी हो गई थीं। शैक्षणिक सत्र पिछले सप्ताह ही शुरू हो चुका था और मुझे पता था कि मैं कुछ अधूरे रह गए कागजी कार्यों के कारण कुछ दिनों की देरी से प्रवेश ले पाई थी। मेरी मां और मामाजी के साथ कुछ औपचारिक बातें करने के बाद, हॉस्टल परिसर में रहने वाली वार्डन ने मुझे एक कमरा आवंटित किया, जिसे मुझे दूसरी लड़की के साथ साझा करना था। उन्होंने मुझे वहां अपना सामान आदि रखने व अन्य व्यवस्था करने में मदद की, कुछ औपचारिकताएं पूरी की और चली गईं। मैंने अपना जरूरी सामान खोला और यह सुनिश्चित करने के बाद कि मेरी सभी जरूरी चीजें ठीक से रख दी गई हैं, मेरी मां और मामाजी भी एक घंटे बाद चले गए। उनके जाने के बाद ही यह ख्याल मुझे परेशान करने लगा कि मैं बिलकुल अकेली हूं। मैं थोड़ी घबरा रही थी और साथ ही, अपने आप एक नया जीवन शुरू करने की संभावना से उत्साहित थी। जैसे-जैसे रात होने लगी, अधिक से अधिक लड़कियां अपने आसपास के गृहनगर से वापस आ गईं और परिसर में जमा हो गईं। वे सभी बारी-बारी से मेरे बारे में जानने और मेरा स्वागत करने के लिए मेरे पास आईं। शुरू में, मैंने सोचा था कि ऐसा करना शायद हॉस्टल की परंपरा हो, लेकिन बाद में पता चला कि हमारे लिए वहां रह रही हर लड़की की पृष्ठभूमि और अन्य विवरणों को 'याद' करना अनिवार्य है। एकत्रित जानकारी के बारे में पूछना और उसकी विश्वसनीयता की जांच करना वरिष्ठों का एक शगल था और यदि सही जानकारी नहीं दी जाती थी,

तो उससे कुछ सौ बार उसे लिखने के लिए कहा जाता था, ताकि उसे वह जीवन भर याद रखे। मुझे ऐसे कई 'कार्य' पूरे करने के लिए दिए गए थे, क्योंकि मैंने तय समय से कुछ समय बाद दाखिला लिया था।

मुझे नई चीजों, नए परिवेश, नए दोस्तों और नई प्रणालियों की आदत हो रही थी। हालांकि, मैं दिन भर में बहुत थक जाती थी जो हमेशा कक्षाओं, वरिष्ठों और सहपाठियों से विचार-विमर्श और बातचीत करते हुए बीतता था। यही नहीं, सोने से पहले देर शाम को इन 'कार्यों' को पूरा भी करना होता था। कुछ लड़कियां देर रात तक गप्पें मारती थीं और यह एक स्वागत योग्य बदलाव था, क्योंकि वे घर से दूर रहने और घरवालों की याद के बीच थोड़ी मस्ती और हंसी बिखरा वे माहौल को हलका कर देती थीं। मुंबई (तब बॉम्बे कहा जाता था) के महानगरीय जीवन से पूरी तरह से अलग पृष्ठभूमि से आने के कारण, मुझे उस जगह, वहां के लोगों, नियमों, स्थानीय बोली और शहर की संस्कृति से परिचित होने में कुछ सप्ताह लगे।

हालांकि, मुझे एहसास हुआ कि मेरे अंदर एक थकान हमेशा बनी रहती है। मैंने सोचा शायद ऐसा जगह के बदलने की वजह से हो रहा है और सोचा कि मुंबई से काफी अलग यहां का मौसम, भोजन और दिनचर्या मेरे अनुकूल नहीं है। लेक्चर के दौरान, मुझे हर समय नींद आती रहती, प्रत्येक क्लास खत्म होने के बाद मैं बहुत सारा पानी पीती थी, और फिर पेशाब करने जाना पड़ता था।

पढ़ने, सबसे मिलने-जुलने और 'परंपराओं' का पालन करने की यह व्यस्त दिनचर्या कुछ समय तक चलती रही जब तक कि मेरे पास इसे अपने नए जीवन के हिस्से के रूप में स्वीकार करने के अलावा कोई विकल्प नहीं बचा। मैं शाम को अपने दोस्तों के साथ मिलने और बातचीत करने के लिए उत्सुक रहती थी और, लगा कि जैसे दिन जल्दी-जल्दी गुजर रहे हैं।

पहला सेमेस्टर खत्म होने वाला था और कॉलेज ने सेमेस्टर परीक्षा से पहले तैयारी करने के लिए दिए जाने वाले अवकाश की घोषणा की। सभी लड़कियां परीक्षा की तैयारी के लिए अपने-अपने गृहनगर चली गईं और हॉस्टल लगभग खाली हो गया।

सप्ताहांत में मैं पटियाला अपनी मौसी के घर जाती थी, जहां मैं खूब मस्ती किया करती थी। लेकिन इस बार मैं भारी किताबों से भरा बैग लिए अपने मामाजी के घर नई दिल्ली गई। मुझे उम्मीद थी कि वहां से मुंबई जाने के लिए ट्रेन का टिकट मिल जाएगा। मैं अपनी इन छुट्टियों का उपयोग मुंबई अपने माता-पिता से मिलने के अवसर के रूप में और साथ ही अपने घर में आराम से परीक्षा की तैयारी करने में करना चाहती थी।

ये परीक्षाएं विशेष रूप से महत्वपूर्ण थीं, क्योंकि ये इंजीनियरिंग पाठ्यक्रम के दौरान पहली परीक्षा थीं। कैसे प्रश्न आएंगे, इस बात को लेकर मेरे दिमाग में बहुत दबाव, चिंता और अनिश्चितता थी। मैं वास्तव में इस बात को लेकर परेशान थी कि क्या मेरे पेपर अच्छे होंगे और क्या मैं एक अच्छा स्कोर हासिल कर पाऊंगी।

कुछ दिन बीत गए और मेरे मामाजी और मुझे एहसास हुआ कि इस समय सारी सीट भरी हुई हैं और टिकट मिलना लगभग मुश्किल है। और अगर हमें ट्रेन की कंफर्म सीट नहीं मिली तो मुंबई जाने का कोई मतलब नहीं था। आखिरकार, वह लगभग बीस घंटे की यात्रा थी! इसलिए, हमने तय किया कि मुझे दिल्ली में ही रहना चाहिए और अपनी परीक्षा की तैयारी करनी चाहिए।

मुझे यहां अपने प्यारे मामा-मामी के घर अपनी छोटी भतीजी शिवानी के साथ रहने का भी लालच था, जिसे मैं बहुत प्यार करती थी। मैं अपने ममेरे भाई और उसकी स्नेही पत्नी के साथ भी समय बिताना चाहती थी, जो मुझे हमेशा यही एहसास कराती थीं कि यह मेरा ही घर है। वहां रुकने की सबसे बड़ी वजह थीं मेरी मामीजी, जिन्होंने मेरी मां की तरह ही मेरी देखभाल की। मेरे मामाजी, जो एक डॉक्टर थे, अपने क्लिनिक से लौटते समय हम सभी के लिए चाय के समय या भोजन के बीच में आनंद लेने के लिए कुछ न कुछ स्नैक्स आदि लेकर आते थे। तो, पूरा माहौल ऐसा था कि मुझे कभी भी अपने घर की कमी महसूस नहीं हुई। वहां रहते हुए मामाजी के घर पर पारिवारिक छुट्टियां बिताने की मस्ती भरी बचपन की यादें भी ताजा हो गई थीं।

मैंने शुरुआती कुछ दिन सर्दियों का विशेष मौसमी भोजन जो तैयार किया जाता था, और परिवार के साथ गप्पों का आनंद लेते हुए बिताए। मैंने भगवान का शुक्रिया अदा किया कि मैं कितनी भाग्यशाली हूं कि अपने रिश्तेदारों के बीच हूं, जिसके कारण मैं इन छुट्टियों के दौरान हॉस्टल के एकांत दिनों से बच पाई थी। वह भी तब जब मुझे पहले सेमेस्टर की परीक्षा की तैयारी के लिए लाड़ और देखभाल की सबसे अधिक आवश्यकता थी।

प्रत्येक दिन खत्म होने के बाद, जब मैं मामा-मामी के बगल में बने अपने कमरे में सोने जाती तो मुझे अकसर उनके कमरे से जुड़े बाथरूम का उपयोग करने के लिए उठना पड़ता। मेरे मामाजी की नींद बहुत कच्ची थी, इसलिए जब भी मैं बाथरूम जाती, वह उठ जाते और मुझसे पूछते कि सब ठीक है या नहीं।

ऐसी ही एक रात, मैं दो बार पेशाब करने के लिए उठी और अगली सुबह मुझे काफी घबराहट महसूस हुई। यहां तक कि जब मेरी भतीजी मेरे साथ खेलने के लिए आई, तो मैंने कोई उत्साह नहीं दिखाया जो मेरे सामान्य चुलबुले स्वभाव से बहुत ही अलग व्यवहार था। मेरे मामाजी ध्यान से यह सब देख रहे थे। नाश्ते के बाद, वह आए और मेरे बगल में बैठ गए। यह देख मुझे थोड़ा आश्चर्य हुआ, क्योंकि आमतौर पर यह उनके क्लिनिक जाने का समय होता था। उन्होंने अपने चश्मे के अंदर से मुझे देखा और कहा, "गीतू, मैं तुम्हारा ब्लड शुगर चेक करना चाहता हूं।" मैंने उनकी ओर देखा। मैं एकदम अवाक थी। उन्होंने कहा, "मैं पिछले कुछ दिनों से तुम्हें देख रहा हूं। तुम रोज आधी रात को उठती हो और बाथरूम जाती हो। तुम इतना अच्छा खाती हो और फिर भी तुम्हारा वजन बहुत कम है। यही नहीं तुम हमेशा थकी-थकी रहती हो।" मुझे लगा अवश्य ही कोई चिंता की बात है, क्योंकि मेरा दिल मेरे सीने में इतनी तेजी से धड़क रहा था कि अगर मैं खुद को एक पागल कुत्ते का पीछा करने से बचाने के लिए दौड़ती तो भी इतनी तेज नहीं धड़कता।

"चलो तुरंत तुम्हारे ब्लड ग्लूकोज और यूरिन का टेस्ट करते हैं," उन्होंने कहा। वह मुझे अपने घर में ही बने क्लिनिक में ले गए और

अपने डॉक्टर वाले के बैग से रंगीन पट्टियों की एक बोतल के साथ एक ग्लूकोमीटर निकाला। उन्होंने मेरा हाथ पकड़ा, मेरी अनामिका की नोक को हलके से सहलाया, और मेरी उंगली की नोक पर सुई चुभाते हुए और मेरे खून की एक बूंद लेते हुए मुझे एक गहरी सांस लेने के लिए कहा। उन्होंने बूंद को एक प्लास्टिक की पट्टी पर रखा जिसे उन्होंने फिर एक हथेली के आकार के एक छोटे उपकरण में डाल दिया। फिर उन्होंने मुझे खून पोंछने के लिए रुई का फाहा दिया। उस उपकरण ने कुछ ही सेकेंड में आवाज की और उसकी स्क्रीन पर एक नंबर उभरा। इस दौरान मैं उन्हें मुस्कराते हुए देख रही थी, लेकिन उनके चेहरे पर फैले गंभीर भाव बता रहे थे कि कुछ गड़बड़ है। इसके बाद, उन्होंने मुझे रंगीन बोतल में से निकालकर एक और रंगीन प्लास्टिक की पट्टी दी और मुझे बाथरूम जाने के लिए और पट्टी के अंत में पेशाब की कुछ बूंदें लेकर आने के लिए कहा। उनके निर्देशों का पूरी लगन से पालन करने के बाद, मैंने पट्टी उन्हें वापस सौंप दी और यह देखकर चकित होती रही कि वह कितने गंभीर दिख रहे हैं।

उन्होंने मुझे ड्राइंगरूम में सोफे पर बिठाया और कुछ गंभीर लेकिन शांत स्वर में मुझसे कहा, "गीतू, तुम एक *ज्यूवेनाइल डायबिटीक* हो। तुम्हें इंसुलिन पर निर्भर टाइप 1 डायबिटीज है, जो बच्चों में होती है।" उन्होंने अपने शब्दों पर जोर दिया और जब वह बोल रहे थे, मुझे छठी क्लास की अपनी विज्ञान की किताब का ध्यान आया। हमने पढ़ा था कि डायबिटीज दो प्रकार की होती है— इंसुलिन पर निर्भर और इंसुलिन पर निर्भर न होना। और यह कि पैन्क्रियास इंसुलिन का उत्पादन करता है, जिसकी कमी शरीर में डायबिटीज होने का कारण बनती है। इसके अलावा, मुझे कुछ भी नहीं पता था और मेरे दिमाग ने काम करना बंद कर दिया था, क्योंकि मुझे जो बताया जा रहा था, मैं उसे समझने की कोशिश कर रही थी। उन्होंने मेरा हाथ पकड़ा और कहा, "मैं अपने मरीजों से कभी झूठ नहीं बोलता, और मैं तुमसे भी झूठ नहीं बोलूंगा।"

उन्होंने मेरी मामीजी को बुलाया किया और जल्दी से उन्हें उस बारे में बताया जिसके बारे में उन्हें अभी ज्ञात हुआ था। मैंने उन्हें '287' नंबर का जिक्र करते हुए सुना, जो बाद में जाकर मुझे समझ आया कि वह ब्लड ग्लूकोज रीडिंग थी, जो उन्होंने ग्लूकोमीटर से नापी थी।

उन्होंने मुझे समझाया कि इसी वजह से मुझे बहुत प्यास लगती है, हमेशा भूख लगती है वजन न बढ़ने और पेशाब करने के लिए आधी रात में उठने के अलावा मैं थकान महसूस करती हूं। ये सब बातें इसी चिकित्सा स्थिति, डायबिटीज से जुड़ी थीं। एक डॉक्टर के रूप में, बीमारी के बारे में उन्होंने मुझे एक संक्षिप्त जानकारी दी और इस बात का संकेत भी दिया कि इसका कोई इलाज नहीं है। हालांकि, उन्होंने मुझे यह भी आश्वासन दिया कि इसे उचित देखभाल और सावधानी से नियंत्रित किया जा सकता है और इसके होने के बावजूद 'सामान्य' जीवन जिया जा सकता है। उन्होंने मेरी मामी को उन चीजों के बारे में निर्देश दिया जो मैं खा सकती हूं और मुझे स्थिति को नियंत्रित करने के बारे में कुछ बुनियादी कदमों से अवगत कराया, और साथ ही समग्र देखभाल और नियंत्रण जो जीवन भर मुझे रखना होगा, उससे अवगत कराया। जितना थोड़ा-बहुत मुझे याद रहा, उससे मैं इतने ज्यादा सदमे में थी कि मैं शायद ही किसी भी जानकारी को समझ पा रही थी, लेकिन फिर भी डायबिटीज में क्या करना चाहिए और क्या नहीं करना चाहिए, इसे समझने का एक गंभीर प्रयास अवश्य किया।

जैसे ही वह अपने काम के लिए निकले, मामीजी और मैं दोपहर तक साथ रहे। उन्होंने मुझे गले लगाया, मुझे दिलासा दी और इधर-उधर की बातें कर मेरा ध्यान भटकाने की पूरी कोशिश की। हालांकि, उनके सभी प्रयासों के बावजूद, मैं उदासी और अनिश्चितता की भावना से घिरी थी और मैं सिसकने लगी। वह मुझे दिलासा देती रहीं और उन दोस्तों और रिश्तेदारों के कुछ बहुत ही प्रेरक उदाहरण दिए जिन्होंने अपने जीवन में बड़ी-बड़ी बीमारियों का सामना कर उन्हें पराजित कर दिया था। यद्यपि, मैं सदमे की स्थिति में थी, लगभग उस बात को स्वीकार न कर पाने की स्थिति में, और मेरा दिमाग में इस तरह के विचार घूमने लगे कि "यह मेरे साथ कैसे हो सकता है!

आखिर मैंने क्या गलत किया है?"

दोपहर होने तक दिन यूं ही बीता। शिवानी और मेरी भाभी, जो शिवानी के स्कूल में ही टीचर थीं, एक साथ वापस आ गए। मैंने शिवानी के साथ कुछ मस्ती करते और खेलते हुए समय बिताया और थोड़ी देर के लिए उस बात को भूल गई।

अब जब मैं उस बात के बारे में सोचती हूं, तो मुझे एहसास होता है कि उस समय सब लोग कितने दुखी थे। अच्छी बात यह रही कि शिवानी सहित मेरे परिवार के सभी सदस्यों ने अपने-अपने तरीके से मुझे दिलासा देने की कोशिश की। वह नन्ही बच्ची जानती थी कि कुछ ठीक नहीं है और वह मेरा मनोरंजन करने और मुझे हंसाने और हमेशा की तरह अपने साथ खेलने के लिए मेरे पास आती रही। लेकिन मैं दिल ही दिल में यह जानती थी कि अब मेरे लिए फिर कभी पहले जैसा कुछ नहीं होगा। मैं चाहती थी कि मैं अपनी आंखें खोलूं और मुझे पता चले कि यह सब सिर्फ एक बुरा सपना था लेकिन ऐसा नहीं था; यह मेरी वास्तविकता थी और इसके एहसास ने मुझे अपने माता-पिता और अपने भाई से बात करने के लिए बेचैन कर दिया। जब मामाजी घर वापस आए, तो उन्होंने मुंबई के लिए एक ट्रंक कॉल बुक की (तब मोबाइल फोन नहीं होता था और यहां तक कि दूसरे शहर में घर का नंबर तक मिलना एक कठिन काम था)। टेलीफोन लाइन में कुछ व्यस्तता होने के कारण, उस दिन, यहां तक कि अगले दिन भी मैं अपने माता-पिता से बात नहीं कर पाई।

दो दिन बीत चुके थे और मेरे मन में कई विचार चल रहे थे।

मैं डायबिटीज के साथ अपने जीवन को कैसे संभालूंगी?
क्या इसकी वजह से मेरी जान को खतरा है?
क्या मैं मर जाऊंगी?
अगर मैं इससे छुटकारा नहीं पा सकती, तो क्या मैं इसका
सामना कर पाऊंगी?
क्या मैं एक सामान्य जीवन जी पाऊंगी?

आखिरकार, तीसरे दिन, हमारी मुंबई में मेरे माता-पिता से फोन पर बात हो पाई। मेरे मामा और मामी दोनों ने उनसे बात की और बिना कुछ छिपाए मेरी स्थिति की जानकारी दी।

मुझे नहीं पता कि यह खबर सुनकर मेरे माता-पिता पर क्या गुज़री होगी, लेकिन मैं और मेरी मां फ़ोन पर एक-दूसरे की आवाज़ सुनकर रो पड़े! मानो 1500 किलोमीटर दूर से ही हमने एक-दूसरे की भावनाओं को समझ लिया था। उनकी आवाज सुनकर ही मुझे बहुत सुकून मिला। मेरे पिता ने मुझे आराम करने और चिंता न करने के लिए कहा। "हम हर संभव कोशिश करेंगे," उन्होंने कहा, और उनके शब्दों ने मुझे ताकत दी, क्योंकि मुझे एहसास हुआ कि वह हमेशा बिना कोई सवाल-जवाब किए मेरा समर्थन करेंगे। आशीष यह जानकर भावुक हो उठा और उसने मुझे अपने तरीके से दिलासा देने की कोशिश की, "चिंता मत करो, गीतू, हम सब एक साथ हैं, है ना? और मैं यकीन दिलाता हूं कि सब ठीक होगा।" हम दोनों जानते थे कि न तो हम एक-दूसरे के पास हैं और न ही एक-दो दिन में चीजें अचानक बेहतर होने वाली हैं, लेकिन उनके आश्वासन के बाद भी मुझे अच्छा महसूस हुआ और उस रात अच्छी नींद आई।

अगले दिन, मुझे अपने माता-पिता, मामाजी और मेरी मौसी (जो पटियाला में रहती थीं और डॉक्टर थीं) के बीच बातचीत के माध्यम से पता चला कि वे मुझे पटियाला भेजने की योजना बना रहे थे, जहां वे कुछ डॉक्टरों को जानते थे जो टाइप 1 डायबिटीज के रोगियों का दक्षता से इलाज करने में सक्षम थे। साथ ही, पटियाला से मेरे कॉलेज और हॉस्टल बहुत नजदीक पड़ते थे। जब से मैंने अपना हॉस्टल जीवन शुरू किया था, तब से यह मेरा पसंदीदा सप्ताहांत-आवास था और इसलिए मैं भी वहां जाने को उत्सुक थी।

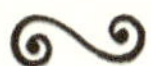

माता-पिता/ देखभाल करने वाले के लिए महत्वपूर्ण सीख

1. माता-पिता/अभिभावकों को अपने किशोर या युवा बच्चे में दिख रहे किसी भी असामान्य लक्षण पर नजर रखनी चाहिए। दर्द, थकान, भूख या प्यास का बढ़ना, वजन कम होना, आलस्य, थकावट आदि जैसी छोटी-छोटी 'नियमित' रूप से की जाने वाली शिकायतें भी टाइप 1 डायबिटीज के लक्षण हो सकते हैं। कोई भी लक्षण नजरअंदाज न हो, इससे बचने का एक तरीका यह है कि बच्चे का साल में एक बार स्वास्थ्य परीक्षण अवश्य करवाया जाए।

2. पता चलने पर, माता-पिता को टी1डी से जुड़ी तमाम बातों का बहुत ही परिपक्व तरीके से हल निकालना चाहिए। माता-पिता की जिम्मेदारी निभाते हुए बच्चों का पालन-पोषण बहुत सकारात्मक ढंग से करना, बड़े बच्चों के साथ वयस्कों की तरह बात करना, एक बेहतर संबंध स्थापित करने में मदद करता है और स्थिति से बेहतर तरीके से निपटने के लिए सकारात्मक दृष्टिकोण पैदा करता है।

3. मनोचिकित्सक एलिज़ाबेथ कुबलर-रॉस द्वारा विकसित एक सिद्धांत के अनुसार हम किसी प्रियजन को खोने के बाद दुख के पांच अलग-अलग चरणों से गुजरते हैं: इस बात को न स्वीकारना, क्रोध, सौदेबाजी, अवसाद और अंत में स्वीकृति। कोई भी गंभीर घटना तब तक समान चरणों का अनुसरण करती है जब तक कि कोई इसे 'स्वीकार' नहीं कर लेता। टी1डी का पता लगना भी इसी समान है जिसे भी दुख के सभी चरणों से गुजरना पड़ता है। बच्चे को उसका पता लगने के समय से लेकर एक अभिभावक होने के नाते, हमें इन नकारात्मक भावनाओं को समझना चाहिए और इस स्थिति के बारे में पता चलने और आखिरकार इस स्थिति को स्वीकार लेने तक, उसका सामना करने में बच्चे की मदद करनी चाहिए। ऐसा करने में हो सकता है कई दिन या सप्ताह या महीने भी लग जाएं। लेकिन सभी चरणों में माता-पिता का सहयोग बहुत महत्वपूर्ण है।

4. सिर्फ बच्चा ही नहीं, बल्कि माता-पिता भी इन सभी चरणों से गुजरते हैं जब तक कि वे 'स्वीकार करने' की स्थिति तक नहीं पहुंच जाते। यह भी समझने की आवश्यकता है कि माता-पिता को भी अपनी स्थिति से उबरने के लिए परिवार, दोस्तों या यहां तक कि पेशेवरों से बाहरी सहयोग की आवश्यकता हो सकती है। इससे स्थिति को बेहतर ढंग से संभालने, ठीक से मन को समझाने और नकारात्मक भावनाओं के चक्र से तेजी से बाहर आने में मदद मिलती है।

5. बड़े बच्चों (10 से ज्यादा वर्ष की उम्र के) के मामले में, बच्चे को पहले दिन से ही स्थिति के बारे में बता देना सही है। चीजों को छिपाना या अधूरी जानकारी देने से आने वाले समय में परेशानी उठानी पड़ सकती है। बाद में भावनात्मक तनाव से निपटने से बेहतर है कि शुरुआत में ही इसे उबरने की कोशिश की जानी चाहिए। शोध से पता चलता है कि जब माता-पिता अपने बच्चों को इस चुनौतीपूर्ण बातचीत में शामिल करते हैं, तो वे अपने बच्चे की जरूरतों को पूरा करने, उनके डर को कम करने और अप्रत्याशित तरीकों से उनकी रक्षा करने के लिए बेहतर ढंग से सक्षम होते हैं।

6. संकट के समय, अकसर दार्शनिक और आध्यात्मिक रास्ते बचाव के लिए आते हैं। वे मानसिक शांति पाने में मदद करते हैं और यह एक ज्ञात सत्य है कि तनाव पूर्ण और कठिन समय में ये तेजी से और बेहतर तरीके से ठीक होने में मदद कर सकते हैं।

संदर्भ:

https://learning.nspcc.org.uk/research-resources/leaflets/positive-parenting

https://en.wikipedia.org/wiki/Five_stages_of_grief

https://www.mentalhelp.net/stress/religious-spiritual-practice-for-stress-reduction/

"कभी मत कहो 'मेरे साथ ऐसा नहीं होगा'। जीवन के पास हमें गलत साबित करने का एक मजेदार तरीका है।"— अनाम

2

मेरा जीवन हमेशा के लिए बदलने वाला था!

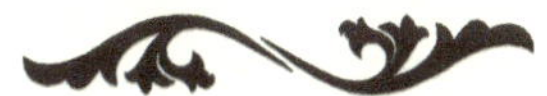

पटियाला में मेरा एक स्नेही और देखभाल करने वाला परिवार था। मेरी मौसी और उनके पति (मौसाजी) दोनों ही सरकारी अस्पतालों में वरिष्ठ पदों पर प्रैक्टिस करने वाले अत्यधिक सक्षम और अनुभवी डॉक्टर थे। उनके दो बेटे थे, और एक बेटा पढ़ रहा था और दूसरा नौकरी। मेरे दोनों मौसेरे भाई नियमित रूप से मुझसे फोन पर बात करते रहते थे जो मेरे वहां सप्ताहांत के दौरान जाने पर हुआ करती थीं। मेरी एक और मौसी थीं, जो पटियाला में हमारे पुश्तैनी घर में रहती थीं। वह एक बहुत ही प्रतिष्ठित कॉलेज की प्रिंसिपल थीं और वह अत्यधिक स्नेहमयी और उदार थीं। उनके व्यक्तित्व में एक आकर्षण था।

पिछले पांच-छह महीनों में, जब से मैंने अपने इंजीनियरिंग कॉलेज में प्रवेश लिया था और अपनी मौसियों के घर जाना शुरू किया था, मैं इस परिवार का अभिन्न अंग बन गई थी। मैं उस बेटी की तरह थी जिसके आने का उन्हें हमेशा इंतजार रहता था, एक ऐसी बच्ची जिसकी कमी वे महसूस करते थे, एक युवा दोस्त जिसके साथ वे मस्ती-मजाक कर सकते थे, और एक ऐसी लड़की जो उनकी एक तरह से सामान्य जीवन में ताजगी लाती थी। उन्होंने मुझ पर अपना सारा प्यार और स्नेह बरसाया, और मैं उसका वास्तव में भरपूर आनंद उठाती थी।

हालांकि, मैं पटियाला जाने के लिए बहुत उत्सुक थी, लेकिन इस बार मुझे पता नहीं था कि इन बदली हुई परिस्थितियों में वहां जाकर कैसा लगेगा, और यह अनिश्चितता मेरे दिमाग में उथल-पुथल मचाने लगी। यद्यपि, मैंने अपने शुभचिंतकों पर सब कुछ छोड़ दिया था और जैसा वे कह रहे थे, वैसा ही कर रही थी। मेरे पिता के शब्द मेरे कानों में गूंजते रहते और वे मुझे बहुत दिलासा देते, लेकिन नकारात्मक भावनाएं मुझे घेरती जा रही थीं। दुख। अन्याय। बदकिस्ती। मुझे धीरे-धीरे हर चीज पर गुस्सा आने लगा। मुझे याद है कि जब तक मेरे लिए दर्द को बर्दाश्त करना असहनीय नहीं हो जाता था, तब तक अपनी नकारात्मक भावनाओं को बाहर निकालने के लिए मैं बाथरूम की दीवारों पर मुक्का मारकर अपने पोरों को चोट पहुंचाती रहती थी।

मैं देख सकती थी कि मेरे मामाजी, खुद एक डॉक्टर होने के नाते, और मामीजी, अपनी परिपक्वता और देखभाल करने वाले स्वभाव के कारण, को इस बात का एहसास था कि मैं कैसा महसूस कर रही हूं। वे बेहद संवेदनशील थे और बिना जताए इस बात का ध्यान रखते थे कि वे मुझे खुश रखें और मेरे आसपास घर में एक सकारात्मक व सुकून भरा माहौल बनाए रखें। मुझे याद है उस शाम मैं अपने ममेरे भाई, संगम और उसकी पत्नी के साथ ड्राइव पर गई थी। हमने शायद ही कुछ गंभीर बातें की हों, लेकिन वह जो समय हमने साथ गुजारा, उसमें एक अपनत्व और मेरा ख्याल रखने की भावना प्रदर्शित हुई। उनके साथ यह विशेष जुड़ाव समय के साथ और मजबूत हुआ है और हमारे बीच आज भी एक गहरा रिश्ता है।

आखिरकार वह दिन आ ही गया जब मुझे मेरी मौसी के घर पटियाला ले जाया गया। जैसे ही हम पहुंचे, बहुत प्यार और गले लगाकर सबने मेरा स्वागत किया। शुरुआती कुछ पल तो हम एक-दूसरे से सामान्य तरीके से व्यवहार करने की कोशिश करते रहे। हमने उन्हीं पुराने चुटकुलों पर हंसने की कोशिश की जिन पर कुछ हफ्ते पहले हम हंसा करते थे। हालांकि, माहौल में एक तनाव था जिसे कोई भी आसानी से महसूस कर सकता था। एक ऐसे परिवार के लिए जिसने मुझे हमेशा चहकते, खुश रहते और बड़े होते देखा था, उन

सभी के लिए कठोर सच्चाई को सह पाना मुश्किल था और अचानक मैं स्वयं को बहुत कमजोर और अपने भीतर आत्मविश्वास की कमी महसूस करने लगी थी। अकेले में बैठकर मैं और मेरी मौसी चुपचाप रोए। उनके आश्वासन के बावजूद कि सब ठीक हो जाएगा, मुझे पता था कि मैं बेशक ठीक हो सकती हूं, लेकिन कुछ भी पहले जैसा नहीं हो सकता— मैं 'सामान्य' नहीं हो सकती।

हमने चाय पी और फिर मैं पांच घंटे की लंबी यात्रा की थकान को दूर करने के लिए फ्रेश होने चली गई। मैंने अपना बैग उसी कोने में रख दिया, जहां हमेशा रखती थी जो कि ड्राइंगरूम के बगल में था, लेकिन जैसे ही मैंने सामान निकालना शुरू किया और जिस अलमारी में उसे रखना था, अपनी किताबें और कपड़े उसमें रखे, मुझे विशाल बरामदे के पार स्थित कमरे से कुछ तेज स्वर में आती आवाजें सुनाई दीं। पहले तो मुझे लगा कि जैसे हंसी-मजाक चल रहा है, लेकिन फिर मैंने और अधिक ध्यान से सुनने की कोशिश की, तो बातचीत के कुछ अंश मेरे कानों में पड़े। वे बहुत ही हताशा से इस बात पर चर्चा कर रहे थे कि जब मैं अपने पहले सेमेस्टर में पहली बार पटियाला आई थी तो कैसे उन्हें मेरे लक्षणों के बारे में पता नहीं चला था। शायद मेरी हालत का पहले पता चल जाता। मेरी सांसों और कपड़ों से निकलने वाली 'कीटोन्स' की अजीबोगरीब, तेज गंध के कारण उनके मन में जो संदेह पैदा हुआ था, उसे उन्होंने नजरअंदाज न किया होता। उनके मन में बहुत से 'शायद' आकार ले रहे थे।

हालांकि, पीछे मुड़कर देखती हूं तो मुझे लगता है कि घटनाएं उसी तरह से घटित होती हैं, जैसी निर्धारित होती हैं और तभी घटती हैं जब ईश्वर चाहता है। आप उन्हें नियंत्रित नहीं कर सकते। इसके अलावा, अगर सोचा जाए तो मैं भाग्यशाली थी कि मुझे स्थिति का पता चलने से पहले पटियाला में कुछ मज़ेदार समय बिताने और सभी के साथ कुछ बढ़िया खाना खाने का अवसर मिला था।

इस बारे में पता लगने से पहले, जब मैं हर शुक्रवार की शाम को पटियाला जाती थी, तो मौसाजी की आंखों में एक बच्चे की तरह टिमटिमाहट आ जाती थी और जल्दी से रात का खाना खा लेते थे

ताकि हम उनकी पसंदीदा बटरस्कॉच आइसक्रीम खाने के लिए उनके स्कूटर पर पास के आइसक्रीम पार्लर जा सकें! उन्हें आइसक्रीम बहुत पसंद थी और इसमें मैं उनका साथ देती थी। मैं भी उनके साथ बिताए पल किसी धरोहर की तरह संजो लेती थी जिससे मुझे बहुत अच्छा महसूस होता था और मुझे हॉस्टल के जीवन के कष्ट से कुछ राहत मिल जाती थी। लेकिन वह मज़ा अब खत्म होने वाला था! हम तले हुए स्नैक्स, मिठाइयां, समोसे का आनंद नहीं ले सकते थे, और निश्चित रूप से, आइसक्रीम तो बिलकुल भी नहीं खा सकते थे।

इन्हीं ख्यालों में खोये हुए, मैं वहां अपनी मौसी के साथ बैठी थी, जब मौसाजी आए और उन्होंने हमें बताया कि वह कई डॉक्टरों से बात कर चुके हैं और चाहते हैं कि मैं उनमें से कुछ से मिलूं। लेकिन इससे पहले उन्होंने सलाह दी कि मैं सभी जरूरी टेस्ट करवा लूं। मुझे याद है कि मैं अपनी मौसी के बगल में सो गई थी, जो मुझे रात भर अपनी बांहों में भर दिलासा देती रही थीं।

हम अगली सुबह जल्दी उठ गए, क्योंकि मुझे बिना कुछ खाए टेस्ट करवाने के लिए लैब जाना था। मैं बस थोड़ा पानी पी सकती थी। हम लैब पहुंचे और मुझे यह देखकर आश्चर्य हुआ कि हालांकि अभी सुबह हुए कुछ ही वक्त हुआ था, बहुत से लोग टेस्ट के लिए अपने नमूने देने के लिए पहले से ही कतार में खड़े इंतजार कर रहे थे। जैसे ही हमने लैब में प्रवेश किया, अचानक दवा, स्प्रिट और फिनाइल की मिश्रित गंध मेरे नथुनों से टकराई। वैसी ही जैसी कि अस्पतालों और औषधालयों में होना सामान्य बात है। लैब में प्रवेश करते ही मैंने गंध से बचने के लिए अपनी नाक पर एक छोटा सा रूमाल रख लिया। मुझे सुई चुभोई जाएगी, इस ख्याल से ही मुझे मतली आ रही थी और तेज, अप्रिय गंध, मुझे और बेहाल कर रही थी। मेरे पेट में गुड़गुड़ होने लगी। मुझे लगा कि मेरे खाली पेट में पाचक रस मेरे गले के अंदर किसी तरल पदार्थ की तरह उठ रहा है। जल्द ही मेरा नाम पुकारा गया। जैसे ही मैं बैठी, पैथोलोजिस्ट ने पढ़ा कि कौन-कौन से टेस्ट करने हैं और मेरी बांह को पोंछा। उसे एक बैंड से कसकर बांध दिया, और मुझे एक गहरी सांस लेने और दूर देखने के लिए कहा।

मैंने वैसा ही किया जैसा मुझे बताया गया था लेकिन फिर, मुझे नहीं पता क्यों, मैंने मुड़कर देखा और उसे खून बाहर निकालते देखा। मुझे चक्कर आने लगे और मेरी बेचैनी को भांपते हुए, मेरी मौसी, जो मेरे बगल में खड़ी थीं, ने तुरंत मेरा दूसरा हाथ पकड़ लिया। मेरी पीठ को सहलाया और मेरा ध्यान भटकाने की कोशिश की। मुझे यकीन नहीं था कि ऐसा खून देखने, अजीब गंध, या शायद दोनों की वजह से हुआ था, लेकिन मैं बहुत अस्वस्थ महसूस कर रही थी। फिर मुझे एक छोटे, बहुत ही कम रोशनी वाले और गंदे बाथरूम में भेजा गया, जहां मुझे एक छोटी बोतल में पेशाब करना था। बाथरूम के अंदर की हवा में फैली दुर्गंध के कारण मुझे अपना काम पूरा होने तक अपनी सांस रोकनी पड़ी। मुझे उस बोतल को बाथरूम में ही छोड़ने के लिए कहा गया, जिस पर मेरे नाम की पर्ची लगी थी। इस बीच मेरी मौसी ने लैब टेक्नीशियन से कुछ बात की। एक डॉक्टर होने के नाते, उन्होंने उनसे जल्दी से रिपोर्ट देने का अनुरोध किया। हम वहां से निकल गए और घर पहुंच गए।

टेस्ट रिपोर्ट जल्दी ही, एक घंटे के भीतर आ गईं। मुझे नहीं पता था कि उसमें क्या लिखा था, लेकिन मौसी और मौसाजी की आंखों से झलकती चिंता साफ दिखाई दे रही थी। मैंने उन्हें दूसरे कमरे में बात करते सुना। साफ पता लग रहा था कि वे तनाव में हैं। मुझे जल्दी ही पता चल गया कि मेरी हालत थोड़ी गंभीर है और मुझे अस्पताल में भर्ती होने की आवश्यकता पड़ सकती है। यह सुनकर मुझे बेहद घबराहट हुई।

साधना मौसी ने तब मेरे साथ खुलकर बात करने का निश्चय किया। उन्होंने मुझे बिठाया और मुझे एक गिलास पानी पीने को दिया। वह बहुत ही सहजता से और शांत तरीके से किसी भी बड़ी खबर के बारे में बताने की विशेषता थी और अब भी है। वह इस तरह से बात करती हैं जिससे अकसर लोगों को सुकून मिलता है और किसी भी अशुभ या बुरी खबर के बारे में सुनकर वे तुरंत घबराने नहीं लगते हैं। मुझे यकीन है कि उन्होंने अपने पूरे कैरियर में अपने मरीजों के साथ व्यवहार करते हुए इस तरीके को सीखा होगा। उन्होंने मेरे साथ

भी वही तरीका अपनाया। उन्होंने सामान्य चीजों के बारे में बात की जैसे कि मेरा पसंदीदा फिल्मी हीरो, मुंबई में मेरे सबसे अच्छे दोस्त, और इसी तरह की हलकी-फुल्की बातें। फिर उन्होंने धीरे-धीरे बातचीत को मुख्य विषय पर केंद्रित किया और मुझे डायबिटीज को नियंत्रण में रखने के कुछ बुनियादी पहलुओं से अवगत कराया।

फिर उन्होंने मुझे कुछ वास्तविकताओं से अवगत कराया। उन्होंने कहा कि मुझे चीनी, मिठाई से पूरी तरह परहेज करना चाहिए और वसा के सेवन को सीमित करना चाहिए। उन्होंने इस ओर भी इंगित किया कि यह 'आजीवन' बने रहने वाली स्थिति है और चिकित्सा विज्ञान में इसका 'कोई इलाज नहीं' है। हालांकि, उन्होंने उन वास्तविकताओं को जानकर मुझे डर न लगे, इसलिए कहा कि ऐसे कई मामले उन्होंने देखे हैं जो नियंत्रण में थे और वे लोग 'सामान्य' जीवन जी रहे थे। *सामान्य* शब्द पर उन्होंने खासकर जोर दिया था, जिससे मुझे एहसास हुआ कि मैं अब सामान्य नहीं हूं, लेकिन उसकी तरह व्यवहार कर सकती थी और अगर भगवान की कृपा बनी रही तो वैसा जीवन भी जी सकती थी।

शांति मौसी चुपचाप मेरी पसंदीदा चाय लाने के लिए रसोई में चली गईं, लेकिन इस बार वह बिना चीनी के पीनी थी। उन्होंने मुझसे नजरें मिलाए बिना मुझे चाय का कप पकड़ाया। वह जो बेचैनी अनुभव कर रही थीं, उसे मैं महसूस कर सकती थी।

मैं अपने कमरे में गई और एप्लाइड कैमिस्ट्री पढ़ने का दिखावा किया। पन्ने पलटते हुए मैं मुंबई में बिताई अपनी जिंदगी के बारे में सोच रही थी। मुझे आशीष की बहुत याद आई। काश वह कुछ कर पाता और मुझे कहीं दूर ले जाता। सभी नकारात्मक भावनाओं से दूर। सभी अनिश्चितताओं से दूर। सभी समस्याओं से दूर। इस स्थिति से दूर। यही तो उन्होंने हमेशा मेरे लिए किया है। जब भी मेरे जीवन में कोई समस्या आती, मैं उनके पास जाती और वह हमेशा समाधान निकालते। फिर वह मुझे अब इस हालत से क्यों नहीं निकाल पाए? चाहे वह शारीरिक दर्द हो या किसी दोस्त की वजह से मिली भावनात्मक चोट, उनके पास मुझे मुस्कराने, हंसाने , अच्छा

महसूस कराने और मेरी सभी समस्याओं को दूर करने की जादुई शक्ति थी। तो अब वह मुझे पहले की तरह 'सामान्य' बनाने के लिए अपनी शक्तियों का उपयोग क्यों नहीं कर रहे? मैं उम्मीद करती रही और कामना करती रही कि मेरी डायबिटीज भाग जाए। लेकिन यह ख्याल मुझे सताता रहा कि यह जीवन भर मेरे साथ रहने वाली है!

साधना मौसी एक-दो बार किसी न किसी बहाने से मेरे कमरे में आईं। वह मेरी उदासी को समझ सकती थीं और उन्होंने मुझसे वादा किया कि वह शाम को मुंबई के लिए ट्रंक कॉल की व्यवस्था करेंगी। पटियाला की अच्छी बात यह थी कि हर चीज आसपास ही मिल जाती थी। फोन बूथ मुश्किल से एक मिनट की दूरी पर था और अपने माता-पिता से बात करने के लिए मुझे सिर्फ एक फोन करना था। मुंबई से आने के बाद, मैंने इसे एक विलासिता ही माना था। कम दूरियों और अच्छे संबंध जीवन को सुखमय बना देते हैं।

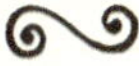

माता-पिता/ देखभाल करने वाले के लिए महत्वपूर्ण सीख

1. आपसे संभवतः कुछ समय के लिए 'सामान्य' लक्षणों को न देख पाने की चूक हो सकती है, क्योंकि मधुमेह एक 'एसिम्पटोमैटिक कंडीशन' है, यानी इसमें लक्षण नजर नहीं आते हैं। लेकिन खुद को दोषी मत समझो। अंततः महत्वपूर्ण यह है कि इसके बारे में पता चलने के बाद, आप बदकिस्मती का रोना रोने या इसे अनदेखा करते रहने के बजाय तुरंत स्वास्थ्य-दशा को नियंत्रित करने में जुट जाएं।

2. बच्चा एक बुनियादी, लेकिन कठिन सवाल सामने रख सकता है: मैं ही क्यों? मैंने क्या गलत किया है? भगवान मुझे सजा क्यों दे रहे हैं? क्या ऐसा इसलिए है, क्योंकि मेरे माता-पिता में से एक को यह बीमारी थी? आदि।

3. माता-पिता के रूप में, खुद को दोषी या जिम्मेदार न ठहराएं, क्योंकि इसमें आपकी कोई गलती नहीं है। टाइप 1 डायबिटीज एक रोगप्रतिरोधी पदार्थों से उत्पन्न स्वास्थ्य-दशा (ऑटोइम्यून) बीमारी है, वंशानुगत नहीं।

4. न ही इसमें किसी भी तरह से बच्चे की गलती है। अधिक मात्रा में मीठा या चीनीयुक्त पदार्थ खाने से टाइप 1 डायबिटीज नहीं हो सकती है।

5. बच्चे को इन तथ्यों के बारे में सूचित किया जाना चाहिए, ताकि वह कभी भी आपके/स्वयं के प्रति बुरा भाव न रखे।

6. 'मैं क्यों?' के सवाल का समाधान करने का कोई भी सबसे अच्छा तरीका नहीं है। लेकिन माता-पिता कुछ तरीकों से बच्चे को बातचीत में शामिल करने का प्रयास कर सकते हैं जैसे कि नीचे बताया जा रहा है:

• "इस तरह से ब्रह्मांड द्वारा चीजों की योजना बनाई गई थी।"

• "बुरे वक्त के बाद अच्छा समय आता है, खुशियां मिलती हैं, जिनके बारे में बाद में ही पता चलता है।"

7. परिवार में टाइप 1 डायबिटीज का होना एक जीवन बदलने वाली घटना हो सकती है। प्रभावित बच्चे की भावनात्मक स्थिति को संभालना उतना ही महत्वपूर्ण है जितना कि स्वास्थ्य-दशा से निपटना। दोनों ही पहलुओं को अत्यंत सावधानी, स्वीकृति और गंभीरता से संभालने की आवश्यकता है। अपने हाव-भाव द्वारा प्यार को अभिव्यक्त करना उन तरीकों में से एक हो सकता है जो दुख को कम करने में मदद कर सकते हैं।

8. यह जानना महत्वपूर्ण है कि जितना जल्दी इसके बारे में पता चल जाता है तो उतनी जल्दी संबंधित जटिलताओं से बचा जा सकता है। इसलिए, इसके बारे में जान लेने को अभिशाप के रूप में छिपे वरदान के रूप में देखें।

9. विषय पर बच्चे के साथ नियमित बातचीत करके रहना महत्वपूर्ण है, क्योंकि तभी कोई स्थिति को स्वीकार कर सकता है और आगे क्या करना है, इस पर विचार कर सकता है।

• एकदम नहीं, एक-एक करके इस विषय से जुड़ी चीजों पर बात करें।

• सबसे पहले, स्थिति के विभिन्न पहलुओं से खुद को परिचित करें और फिर बच्चे को सही जानकारी दें।

10. डायबिटीज को नियंत्रित करने का हर पहलू बच्चे के साथ-साथ देखभाल करने वाले/ माता-पिता के लिए एक नया अनुभव है। यह पहला खुलासा हो सकता है, पहली बार पैथोलॉजी लैब में जाना, दवाओं के साथ पहली मुलाकात, पहले बार घर पर रखी जाने वाली ब्लड-शूगर पर निगरानी आदि। यह देखते हुए कि ये बहुत सुखद मामले नहीं हैं, भावनात्मक रूप से भी बच्चे की मनोदशा को संभाला कैसे जाए, इस पर विचार करना भी जरूरी है। साथ ही, अनुभव से पहले प्रत्येक पहलू पर बातचीत कैसे की जानी है, इसकी तैयारी पहले से की जा सकती है। इस तरह बच्चे को बेहतर तरीके से तैयार करने में मदद मिलती है और वह इस स्थिति को स्वीकार करने में सक्षम हो पाता है। इसके लिए आवश्यक है कि माता-पिता/ देखभाल कर्ता पहले खुद तमाम जानकारियों से अवगत रहें।

11. माता-पिता को बच्चे द्वारा पूछे जाने वाले सभी प्रकार के प्रश्नों के लिए हर समय तैयार रहना चाहिए। हो सकता है कि आपके पास सभी सवालों के जवाब न हों, लेकिन उन प्रश्नों को दिमाग में रखें डॉक्टर से मिलने पर उनका निराकरण करें। जरूरी यह है कि उन प्रश्नों से न तो उत्तेजित हों न ही बच्चे को अपनी परेशानी दिखाएं।

12. आपका निरंतर सहयोग बच्चे के साथ है, यह आश्वासन देना महत्वपूर्ण है। उसे विभिन्न तरीकों से बार-बार आश्वस्त किया जा सकता है आमने-सामने बैठकर खुलकर बात करना और बिना कुछ कहे भी अपने हावभाव से उसे व्यक्त करना। ऐसा अपने प्यार जताने और देखभाल करने के माध्यम से किया जा सकता है।

13. बच्चे को विभिन्न 'पारिवारिक' गतिविधियों में बहुत आराम व सुकून का एहसास होता है जैसे परिवार के सदस्यों के गले लगना, पसंदीदा खेल खेलना, या एक खुशी भरा/मजेदार गीत गाना या एक कविता सुनना-सुनाना जो पारिवारिक बंधन को मजबूत करती है। माता-पिता और देखभाल करने वालों को इन गतिविधियों को यथासंभव दैनिक कार्यक्रम में शामिल करने का प्रयास करना चाहिए।

संदर्भ:

https://www.webmd.com/diabetes/diabetes-type-1-genetics

https://www.diabetes.org.uk/guide-to-diabetes/enjoy-food/eating-with-diabetes/food-groups/sugar-and-diabetes#:~:text=Does%20sugar%20cause%20diabetes%3F, destroyed %20by%20your%20immune%20system

"क्या आप अपने जीवन में आने वाली रुकावटों को बाधाएं या लक्ष्य-प्राप्ति में सहायक चीज बनने देंगे? सकारात्मक दिशा चुनें। आपका दृष्टिकोण कैसा हो, यह आपको ही तय करना है।"

—ब्रूस ली, मार्शल आर्टिस्ट

3

कुछ सबक जीवन में शुरुआत में ही सीख लिए जाते हैं!

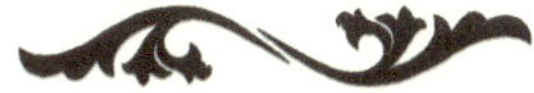

हम सब ड्राइंगरूम में बैठे थे। शाम को करीब पांच बजे थे और हम सब चाय पी रहे थे कि फोन की घंटी बजी। साधना मौसी ने फोन उठाया और उनके स्वर से स्पष्ट था कि फोन करने वाला व्यक्ति कोई परिचित ही है। मैंने उन्हें यह कहते हुए सुना कि हमें किसी से मिलने जाना है। उसने कुछ ही मिनटों में बात खत्म की और फिर मुझे एक घंटे में तैयार होने के लिए कहा, क्योंकि हमें डॉक्टर के पास जाना था। एक पारस्परिक मित्र ने डॉक्टर से समय लिया था।

जैसे ही मैं तैयार हुई और कमरे से बाहर आई, मैंने देखा कि एक साइकिल रिक्शा घर के बाहर हमारा इंतजार कर रहा है। मेरी मौसी रास्ता बताती जा रही थीं और रिक्शा वह पटियाला की संकरी गलियों से होकर गुज़र रहा था। पन्द्रह मिनट में हम उस स्थान पर पहुंच गए। मुंबई में रहने के कारण, मैं हमेशा छोटे शहरों में मिलने वाली कुछ सुख-सुविधाओं को देख चकित रह जाती थी। सबसे बड़ी बात तो यह है कि किसी को भी किसी से मिलने के लिए अधिक औपचारिकता निभाने की कोई आवश्यकता नहीं होती, क्योंकि लोग हमेशा मेहमानों का स्वागत करने के लिए तत्पर रहते थे। दूसरे, कहीं आने-जाने के लिए लंबी दूरियां तय नहीं करनी पड़ती थीं। हमेशा ऐसा लगता था कि पंद्रह से बीस मिनट के भीतर ही कहीं भी पहुंचा जा सकता है।

हम नीले रंग के दरवाजे वाले एक घर के सामने रुके, जिस पर लगी नेमप्लेट पर लिखा था, 'डॉ. सुमन कौर और डॉ. हरिंदर सिंह।' हम अंदर गए और एक मिलनसार महिला डॉ. सुमन ने गर्मजोशी से हमारा स्वागत किया। उन्होंने साधना मौसी को गले लगाया। वह हमें ड्राइंगरूम में ले गईं जहां एक सज्जन सोफे पर बैठे थे।

डॉ. हरिंदर, बहुत कम बोलने वाले, एकदम धीर-गंभीर व्यक्ति हैं, उन्हें देखकर आभास हो गया था। उन्होंने अपने चश्मे से हमें देखा और हमारा स्वागत करने के अंदाज में मुस्कराए। उन्होंने गहरे भूरे रंग की पगड़ी पहनी हुई थी, जो बहुत ही अच्छे ढंग से बंधी हुई थी। उन्होंने हमारा अभिवादन करते हुए नमस्ते में हाथ जोड़े और मौसी को 'डॉक्टर साहब' कहकर सम्मानपूर्वक बात करने लगे। फिर उन्होंने मुझे देखा। उस समय उनके चेहरे पर एक मुस्कान थी और मुझे बैठने का इशारा किया।

हमने कुछ इधर-उधर की बातें कीं और फिर चाय और नाश्ता परोसा गया। जैसे ही हमने चाय की चुस्की ली, मेरी मौसी ने डॉ. हरिंदर को मेरी *कहानी* सुनाई। उन्होंने उसे बहुत ध्यान से सुना, लेकिन उनका चेहरा एकदम भावहीन था। मौसी के बात खत्म करने के बाद डॉ. हरिंदर ने अपनी चाय समाप्त की और फिर बात करना शुरू किया। उनके पहले शब्दों ने मेरे दिल को छू लिया। उन्होंने मुझे 'गुड़िया' कहकर पुकारा। मेरा मन उन दिनों में चला गया जब मेरे परिवार के लोग मुझे गुड़िया कह कर पुकारा करते थे। हमेशा मुझे बहुत स्नेह मिला था, मेरी उचित देखभाल हुई थी, लेकिन अचानक मैंने स्वयं को भावनात्मक रूप से टूटा हुआ महसूस किया। डॉ. हरिंदर ने मेरी ओर देखा और अवश्य ही उन्हें मेरी आंखों में उदासी दिखाई दी होगी, क्योंकि उन्होंने मेरे भीतर चल रहे निराश विचारों को बाधित कर मुझसे कुछ नमकीन लेने के लिए कहा। "इसे विशेष रूप से चंडीगढ़ से एक दोस्त की बेकरी से मंगाया जाता है," उन्होंने कहा, "इसमें कार्ब्स की मात्रा कम है और चीनी नहीं है।" मैंने झिझकते हुए प्लेट की ओर देखा लेकिन फिर नमकीन का टुकड़ा उठाया। उसका स्वाद बिलकुल वैसा ही था जैसी कि नमकीन मेरी मां बनाया करती

थीं और वह मुझे बहुत पसंद थी। जब मैं अपने हॉस्टल आने के लिए निकली थी तब उन्होंने मुझे कुछ पैक भी करके दी थी।

जब मैं डॉ. सुमन से बात कर रही थी तो साधना मौसी और डॉ. हरिंदर बातचीत करने के लिए उनके घर में बने क्लिनिक में चले गए। शीशे के दरवाजे के भीतर मैं देख सकती थी कि एक-दूसरे के साथ बात करते समय उन दोनों के चेहरे पर बहुत ही गंभीर भाव थे। कुछ देर बाद वे क्लिनिक से बाहर आए।

डॉ. हरिंदर सोफे पर वापस बैठ गए और बताया कि उन्हें भी टाइप 1 डायबिटीज है। *फिर भी, वह इतनी सहजता से व्यवहार कर रहे हैं, मैं यह सोचने पर मजबूर हो गई।* उनके मृदुभाषी और स्नेहिल व्यक्तित्व ने मुझे वास्तव में सहज महसूस कराया। उन्होंने मुझे कुछ दवाएं दीं और मुझे कुछ दार्शनिक सलाह भी दी, जिनका मैं आज तक पालन करती हूं। मैं उनमें से कुछ गैर-चिकित्सा बेहतरीन सुझावों को सूचीबद्ध कर रही हूं:

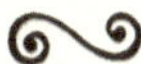

माता-पिता/देखभाल कर्ता बच्चे को जो सीख दे सकते हैं

1. आपको जो मिला है, उसके प्रति हमेशा कृतज्ञ रहें। याद रखें कि आप लाखों से ज्यादा भाग्यशाली हैं। आभार प्रकट करें।

2. जीवन में अवांछित, अप्रिय आदतों से छुटकारा पाएं —चीनी, चिंता, चुगली, चाट। आप हल्का और सकारात्मक महसूस करेंगे।

3. न उपवास न दावत — 'संयम से जीवन जीना' मंत्र है!

4. पैसे बचाएं, क्योंकि आपको अपने चिकित्सकीय खर्चों के लिए इसकी आवश्यकता पड़ेगी।

5. आर्थिक रूप से आत्मनिर्भर रहें, ताकि आप अपने दवाइयों आदि के बिलों का भुगतान करने के लिए पर्याप्त रूप से कमा सकें।

6. रिक्शा लेने के बजाय छोटी दूरी पैदल चलकर तय करें। इससे आप न सिर्फ फिट और सक्रिय रहेंगे बल्कि आपका शुगर लेवल भी नियंत्रण में रहेगा।

7. सादा जीवन, उच्च विचार' का दर्शन रखने से जीवन के अनेक बोझों से मुक्ति मिलती है।

हमारे जाने से पहले, उन्होंने मुझे डायबिटीज पर कुछ पत्रिकाएं दीं ताकि मैं अपने खाली समय में इसके बारे में कुछ जानकारी प्राप्त कर सकूं।

हम वापस आ गए। साधना मौसी और शांति मौसी दोनों हमेशा मेरे साथ रहती थीं, मुझे शांत रखने की कोशिश करती थीं, मुझे प्यार देती थीं और देखभाल करती थीं।

मैं अपने नए गुरु और मार्गदर्शक डॉ. हरिंदर के बारे में सोचती रहती। मैं सोचती कि भविष्य में मेरे साथ क्या होने वाला है।

"हर कोई खुशी चाहता है, और कोई दर्द नहीं चाहता, लेकिन थोड़ी
सी बारिश के बिना आपको इंद्रधनुष देखने को नहीं मिल सकता"

—सिय्योन ली, अभिनेता

4

कुछ पाने के लिए पीड़ा सहना अनिवार्य है, ... सचमुच!

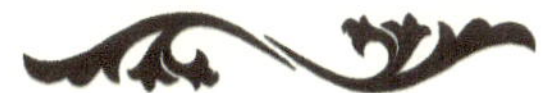

पटियाला में मेरा यह तीसरा दिन था, लेकिन ऐसा लग रहा था मानो मैं वर्षों से वहां हूं।

दोपहर के भोजन का समय हो चुका था और मैं थकान महसूस कर रही थी और भूख भी लग रही थी। खाने की प्रतीक्षा करते हुए, मैंने सोचा टीवी देख लूं कि तभी मेरी मौसी ने आवाज दी। वह मेरे साथ डायबिटीज को नियंत्रण में रखने के सबसे कठिन हिस्से के बारे में बात करना चाहती थीं।

यह सबसे मुश्किल बात होती है जो एक देखभाल करने वाले को टाइप 1 डायबिटीज से ग्रस्त बच्चे को बतानी होती है। उन्होंने स्पष्ट रूप से भारी मन से मुझसे कहा कि मुझे जीवन भर खाना खाने से पहले, प्रतिदिन इंसुलिन का इंजेक्शन लेना होगा। जब वह मुझसे बात कर रही थीं तो मैं उनकी आंखों में उभरे दर्द को स्पष्ट रूप से देख पा रही थी। हालांकि पेशे से एक डॉक्टर होने के बावजूद, मेरे लिए उनके प्यार ने उन्हें उन शब्दों को कहना बहुत मुश्किल बना दिया था। उन्होंने बहुत ही धीमे स्वर में मुझसे यह सब कहा। उन्होंने अपनी भावनाओं को छिपाने की पूरी कोशिश की, लेकिन ऐसा करने में वह बुरी तरह से विफल रहीं।

जो कोई भी इस बात का खुलासा करता है, तो यह उसके लिए सबसे कठिन काम होता है। इसका बच्चे पर जीवन बदलने वाला प्रभाव पड़ता है और इसलिए इसे बहुत अधिक देखभाल और

सहानुभूति के साथ खुलकर सब कुछ बतानेकी आवश्यकता होती है।

जो शब्द मैंने अभी-अभी सुने थे, उन्हें सुन मैं सुन्न हो गई थी और मेरे दिमाग ने उन्हें समझने से इनकार कर दिया था। हकीकत से सामना तब हुआ जब उन्होंने दवाएं और इंसुलिन किट खोली। उन्होंने मुझे सभी चिकित्सा संबंधी और वैज्ञानिक बारीकियों के बारे में समझाया जो मैंने सुनी तो, लेकिन उन पर ध्यान नहीं दे सकी। मैं बस यही मानना चाहती थी कि यह मैं नहीं बल्कि कमरे में कोई और था, जिससे वह बात कर रही थीं। मेरा दिल जैसे बहुत धीरे-धीरे धड़क रहा था। मेरा दिमाग पराजित-सा महसूस कर रहा था और मेरा शरीर कांप रहा था।

मैं कमरे से बाहर निकल कर ऊपर छत पर चली गई। जो मैंने अभी सुना था काश वह सब झूठ हो! मैंने कामना की और आशा की कि काश इसे हमेशा के लिए बदला जा सकता। एक पल के लिए मुझे लगा जैसे मुझे शाप दिया गया हो। डायबिटीज के बारे में कई पहलू सामने आते जा रहे थे और जैसे ही मैं एक के साथ तालमेल बिठाने की कोशिश करती, एक और नया पहलू सामने आ जाता। *और यह सब मेरी बिना किसी गलती के! मेरे साथ ही ऐसा क्यों हो रहा था!* पैन्क्रियास में एक छोटा सा व्यवधान मेरे जीवन में तबाही मचा रहा था। मुझे एहसास हुआ कि मैं छत पर बहुत तेज गति से चल रही थी और अचानक मुझे थकान महसूस हुई। मैंने एक कुर्सी पर बैठने का फैसला किया और एप्लाइड कैमिस्ट्री के दूसरे अध्याय को पढ़ने का दिखावा करने लगी।

कमजोरी महसूस होने के कारण मैं ध्यान केंद्रित नहीं कर सकी। थोड़ा बेहतर ढंग से ध्यान केंद्रित करने के इरादे से जब मैंने अपनी आंखों को मलने की कोशिश की, तो मुझे एहसास हुआ कि वे आंसुओं से भर गई थीं। अगले ही पल मुझे लगा कि मेरे कंधे पर किसी ने हाथ रखा है। वह शांति मौसी थीं जो सूखे हुए कपड़ों को ले जाने के लिए ऊपर आई थीं। हालांकि, मुझे यकीन था कि वह मुझे ही देखने आई थीं। हर कोई इस बात को लेकर चिंतित रहा होगा कि मैं आजीवन इंसुलिन थेरेपी की बात पर कैसे प्रतिक्रिया दूंगी।

वह कपड़े तह करते हुए मुझसे बात करने लगीं। मेरे आंसुओं को नज़रअंदाज़ करते हुए, ताकि मुझे कम शर्मिंदगी महसूस हो। उन्होंने उस वक्त के बारे में बताना शुरू किया जब वह बहुत छोटी थीं और जब मेरे नानाजी अस्वस्थ और बिस्तर पर थे, एक बहुत ही कठिन समय का सामना कर रही थीं। परिवार हमेशा इसी कोशिश में लगा रहता था कि नानाजी का न केवल बढ़िया तरह से इलाज हो, बल्कि भावनात्मक रूप से भी वह सुरक्षित महसूस करें। वह अकसर मेरी मां के साथ मिलकर, जो उनसे बहुत छोटी थीं, नानाजी की देखभाल करने की जिम्मेवारी उठाया करती थीं। उन्होंने बताया कि वे सोचा करती थीं कि उनकी परीक्षा की घड़ियां जल्दी ही खत्म हो जाएंगी, लेकिन एक बार, जब वह रोज की तरह अपनी प्रार्थना कर रही थीं, तो पूरी स्थिति को कैसे संभालना है, उस बारे में उनके मन में एक विचार कौंधा जिसने उनका जीवन बदल दिया। उन्होंने कहा, "मैंने सोचा कि मेरे पिताजी की स्वास्थ्य स्थिति और जीवन की गुणवत्ता इस बात पर निर्भर करती है कि चिकित्सकीय, शारीरिक और भावनात्मक रूप से उनकी कितनी अच्छी देखभाल की जाती है। अगर हम ऐसा सकारात्मक भावनाओं और प्यार के साथ करते हैं, तो वह स्वस्थ रहेंगे, उन्हें दर्द नहीं होगा और वह लंबे समय तक जीवित रहेंगे। और शायद मुझे ही इस काम के लिए चुना गया है।" बोलते समय उनकी आंखों में आंसू थे और यह आश्चर्य की बात नहीं थी, क्योंकि सबको पता था कि उन्हें अपने पिता से कितना लगाव था।

"इससे मेरा नज़रिया बदल गया, गीतू," उन्होंने कहा, "और उनकी देखभाल करने को लेकर मुझे लगा जैसे कोई बोझ मेरे सिर से उतर गया है, क्योंकि मेरा पूरा ध्यान 'प्रयास करने' से बदलकर अपने पापा के लिए 'बेहतर गुणवत्ता और दीर्घायु' जीवन प्रदान करने में बदल गया था"।

जैसे ही वह कपड़े लेकर नीचे गईं, मैं वहीं बैठे-बैठे जो उन्होंने कहा था, उस बारे में सोचने लगी। मुझे उनके संदेश की प्रासंगिकता का एहसास हुआ, क्योंकि मैं भी ऐसी ही स्थिति में थी। मैं जितने बेहतर ढंग से अपने 'पैन्क्रियास' और 'स्वास्थ्य' का ख्याल रखूंगी, मेरे जीवन

की 'गुणवत्ता' उतनी ही बेहतर होगी और वह 'दीर्घायु' होगा।

यह मेरे लिए *स्वीकृति* के क्षण जैसा था। इस सच की स्वीकृति कि इंसुलिन इंजेक्शन से बचने का कोई रास्ता नहीं था। इस वास्तविकता की स्वीकृति कि यह एक आजीवन की जाने वाली चिकित्सा थी और मुझे दर्दनाक इंसुलिन इंजेक्शन के अपने 'डर' को दूर करना होगा और इसके बजाय अपने जीवन और शरीर की बेहतर गुणवत्ता और दीर्घायु की आशा करनी होगी।

मैंने अचानक अपने आसपास सकारात्मक भावनाओं का एक ताजा झोंका बहता महसूस किया और मैंने अपनी स्थिति का डटकर सामना करने का फैसला किया। जैसे ही मैं सीढ़ियों से नीचे उतरी, मैंने देखा कि रसोई में साधना मौसी दोपहर का भोजन तैयार कर रही हैं। बरामदे की ओर खुलने वाली खिड़की से वह मेरी ओर देखकर मुस्कराईं और मैं भी उन्हें देख मुस्करा दी।

जैसे ही मैं ड्राइंगरूम में गई, वह भी वहां आ गईं। उन्होंने घड़ी की ओर देखा और कहा कि दोपहर के भोजन का समय हो गया था, जिसका अर्थ था कि यह मेरे लिए अपना सबसे पहला इंसुलिन इंजेक्शन लेने का भी समय था ।

उन्होंने मुझे गले लगाया और फिर घर पर सबसे कहा कि यह मेरे लिए इंसुलिन लेने का समय है, जिसे सुनकर मौसाजी और शांति मौसी कमरे में आ गए। मैं रेफ्रिजरेटर के बगल में रखे छोटे सोफे पर बैठ गई। साधना मौसी ने सीरिंज को एक पारदर्शी पानी जैसे तरल पदार्थ से भर दिया। मेरा दिल जोर-जोर से धड़क रहा था, मेरी हथेलियां पसीने से तर हो गईं, और मेरा पेट सीरिंज को देखकर ऐंठने लगा। मौसी ने बहुत शांति से मेरी ओर देखा और, उस पल, मुझे पता था कि वह एक मां समान मौसी की बजाय एक डॉक्टर बन गई हैं — एक ऐसा बदलाव जो हम दोनों के लिए इस प्रक्रिया को आसान बनाने के लिए आवश्यक था। उन्होंने मेरे पेट की त्वचा को अल्कोहल स्वैब से साफ किया और अपनी उंगलियों के बीच थोड़ी त्वचा को पकड़ा। मौसाजी और शांति मौसी मुझे दिलासा देने के लिए चुपचाप वहीं खड़े रहे। जैसे ही उन्होंने मेरी त्वचा में सुई घुसाई, मैं उनकी उंगलियों में

होने वाली कंपन को महसूस कर पा रही थी। मुझे लगता है कि उनके सीरिंज के पिस्टन को दबाते ही मेरे चेहरे के भाव बदल गए और मुझे लगा कि जीवन रक्षक तरल मेरे रक्त की धारा में प्रवेश कर गया है। *क्या मैंने वास्तव में इसे अपनी त्वचा में जाते महसूस किया था, या यह सिर्फ मेरी कल्पना थी?* जब मेरी मौसी ने अंततः यह कहते हुए सुई को बाहर निकाला कि "हो गया", तो वे सभी मेरी ओर देखने लगे। वे उत्सुकता से मेरी प्रतिक्रिया की प्रतीक्षा कर रहे थे। "बिलकुल भी दर्द नहीं हुआ," मैंने तटस्थ भाव से कहा। और जब उन्होंने मुझे गले लगाया तो सभी की आंखों में आंसू आ गए। उन आंसुओं की बहती धारा सुई के दर्द पर हावी हो गई।

मुझे यकीन है, हर माता-पिता के पास अपने बच्चे को दिए गए पहले इंसुलिन इंजेक्शन की यादें होंगी।

उसके बाद साधना मौसी ने मुझ पर कड़ी नज़र रखी। उन्होंने मुझे हर 2 घंटे में ग्लूकोज और कीटोन की जांच करने के लिए बार-बार अपने यूरिन का टेस्ट करने के लिए कहा और लगातार अपनी डायरी में कलर कोड के नोट्स बनाती रहीं। मैंने पूरी दोपहर आराम किया, लेकिन इंजेक्शन लगने के कई घंटों बाद भी चुभन का एहसास हो रहा था।

खाना खाने से पहले मेरा इंसुलिन इंजेक्शन लेना जारी रहा। हालांकि, परिवार के सभी सदस्य नौकरी करते थे, फिर भी उन्होंने बारी-बारी से मेरी स्थिति पर नज़र रखी और यह सुनिश्चित किया कि अगले कुछ दिनों तक कम से कम एक व्यक्ति मेरे साथ घर पर रहे। मुझ पर बराबर नजर रखी जा रही थी।

जिस तरह से हम पूरी स्थिति को संभाल रहे थे, उसे लेकर धीरे-धीरे मुझे काफी सकारात्मकता महसूस हो रही थी। परिवार के सभी सदस्य मुझे खुश रखने की कोशिश करते थे। वे नकारात्मक शब्दों के प्रयोग से बचते थे और डायबिटीज नियंत्रण के हर पहलू के लिए 'ऐसा क्यों हुआ' पर बहुत ध्यान दिया जाता था।

৵

माता-पिता/देखभाल करने वाले के लिए महत्वपूर्ण सीख

1. डायबिटीज नियंत्रण के लिए आजीवन उपाय के रूप में इंसुलिन थेरेपी लेने के बारे में बताना माता-पिता/ देखभाल करने वाले के लिए चुनौतीपूर्ण हो सकता है। इससे बहुत सावधानी से निपटने की जरूरत है। इसे करने के तरीकों में से एक 'दर्दनाक' साधन के फलदायी परिणाम पर ध्यान केंद्रित करना है। यदि कोई परिणाम पर ध्यान केंद्रित करता है, तो स्वीकृति आसान हो जाती है। यह वजन कम करने/मांसपेशियों को बढ़ाने के लिए व्यायाम और पसीना बहाने जैसा है। आज के सकारात्मक कार्य बेहतर कल की ओर ले जा सकते हैं जो इस मामले में बेहतर 'गुणवत्ता' और जीवन की 'दीर्घायु' का प्रतीक है।

2. टाइप 1 डायबिटीज के मामले में इंसुलिन से बचा नहीं जा सकता, इसलिए इस बात को जितनी जल्दी हो स्वीकार लेना चाहिए। ऐसे कारणों और तथ्यों का हवाला देना महत्वपूर्ण है जो बच्चे के साथ अधिक जानकारी पूर्ण और तार्किक बातचीत करने में आपकी मदद कर सकते हैं।

3. एक महत्वपूर्ण जानकारी, जो स्वीकृति में उपयोगी हो सकती है, वह यह है कि इंसुलिन इंजेक्शन, जब सही तरीके से दिए जाते हैं, तो दर्द नहीं होता है।

4. बच्चे अपनी भावनाओं पर नियंत्रण रख सकें, इसमें मदद करने के लिए, विभिन्न अवसरों पर, खेल, चुटकुले, या मजेदार बातचीत आदि जैसे मस्ती भरी चीजें की जा सकती हैं।

5. नीचे सूचीबद्ध 4 महत्वपूर्ण पहलुओं के बारे में जानना माता-पिता के लिए जरूरी है:

• कि टाइप 1 डायबिटीज एक लाइलाज और आजीवन रहने वाली स्वास्थ्य-दशा है।

• कि उसमें इंसुलिन लेने और ब्लड टेस्ट कराने के लिए नियमित रूप से सुई लगाना अनिवार्य है।

• कि चीनी और मीठे का सेवन जीवन भर न के बराबर ही कर सकेंगे

• कि इंसुलिन लेने के साथ-साथ चीनी के सेवन पर नियंत्रण करने से हमेशा *हाइपोग्लाइसीमिया* की संभावना बनी रहती है, जो एक गंभीर दशा है और इसके लिए तत्काल उपचार की आवश्यकता होती है।

6.डायबिटीज नियंत्रण के विभिन्न पहलुओं के प्रति सकारात्मक सोच अपनाने और प्रेरित रहने की जरूरत है, न कि उस दिशा में कदम रखने की जहां डर हो। वास्तव में, माता-पिता कोविभिन्न पहलुओं के बारे में सकारात्मक दृष्टिकोण पैदा करना चाहिए

• *"आपको जीवन भर इंसुलिन लेना है,"* जैसे शब्दों और भावों का उपयोग करने के बजाय आप कह सकते हैं, *"हम भाग्यशाली हैं कि हमारे पास इंसुलिन नामक एक उत्कृष्ट जीवन रक्षक दवा है। और इंसुलिन लेने से हमें अपने शूगर के स्तर को नियंत्रण में रखने में मदद मिल सकती है, जो बदले में हमें अपने जीवन की गुणवत्ता में सुधार करने में मदद करता है।"*

• *"आपको शूगर, कार्बोहाइड्रेट, वसा आदि खाने से बचना चाहिए,"* कहने के बजाय आप कह सकते हैं, *"पौष्टिक पदार्थों को खाने से, हम यह सुनिश्चित कर सकते हैं कि हमें सभी पोषक तत्व मिलें और हमारे शूगर के स्तर को नियंत्रित रख पाएं। इसे हमें यह भी महसूस कराने में मदद करता है कि हमारा पेट भरा हुआ है और भूख न लगने में भी मदद करता है।"*

• अनुशासित रहने और लगातार उसका पालन करने के लिए सबसे महत्वपूर्ण प्रेरणा जीवन की अच्छी गुणवत्ता पाना है जिसे कोई भी दैनिक देखभाल के साथ प्राप्त कर सकता है!

संदर्भ:

http://www.diabetesincontrol.com/how-to-give-a-painless-injection

"दुनिया में सबसे महत्वपूर्ण चीज परिवार और प्यार है।"

—जॉन वुडन, बास्केट बॉल कोच और खिलाड़ी

5

एक जादुई गोली जिसे 'परिवार' कहा जाता है

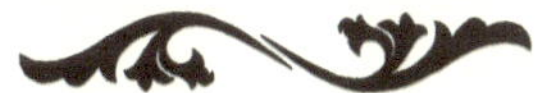

यूरिन स्ट्रिप्स की मदद से घर पर ही ढेर सारे टेस्ट किए जा रहे थे। जब भी मैं बाथरूम से बाहर आती तो मुझे रीडिंग नोट करने को कहा जाता था। डायबिटीज केटोएसिडोसिस (डीकेए) की चिंता ने सभी को परेशान किया हुआ था। मुझे इसके बारे में ज्यादा कुछ पता नहीं था। मैं केवल इतना समझी थी पट्टी पर बैंगनी रंग नहीं होना चाहिए और हर बार जब मैं पेशाब करने के लिए बाथरूम में जाती तो मैं उसके न होने के लिए बहुत प्रार्थना करती थी। हर समय फोन पर सलाह-मशविरा किया जाता था और मेरे भोजन और इंसुलिन की मात्रा पर सख्ती से नजर रखी जा रही थी। मैं अपनी भूख को नियंत्रण में रखने के लिए बहुत अधिक सलाद खा रही थी और एक संतुलित मात्रा में भोजन करती थी, जो सच कहूं तो हमेशा मुझे बहुत कम ही लगता था। साधना मौसी मेरे हर भोजन या नाश्ते के लिए कार्बोहाइड्रेट की मात्रा की गिनती करती थीं।

बेशक, मेरे आसपास अतिरिक्त सावधानी का माहौल था, जहां सभी मुझसे सकारात्मक ढंग से बातचीत करने की पूरी कोशिश करते थे।

लगभग एक सप्ताह के बाद, दोपहर का भोजन करने के बाद जब पढ़ने के लिए मैं अपने कमरे की ओर जा रही थी, साधना मौसी मेरे पास आईं और मुझसे कहा कि मेरे माता-पिता जल्दी ही आएंगे। यह खबर सुनकर मैं खिल उठी। मैं बेसब्री से उनके आने की प्रतीक्षा कर

रही थी और इतनी खुश थी कि मैं उस रात देर तक जागती रही। अगले दिन, मुझे खबर मिली कि वे ट्रेन में बैठ चुके हैं, लेकिन दुख की बात है कि बिना किसी आरक्षण के। उन दिनों, आम आदमी के लिए हवाईजहाज से यात्रा करना संभव नहीं था और ज्यादातर अभिजात वर्ग द्वारा या व्यावसायिक यात्राओं पर जाने वाले ही हवाई यात्रा किया करते थे।

मैंने अपने पेशाब में कीटोन्स के बारे में चिंता करना बंद कर दिया और जल्दी ही अपने माता-पिता से मुलाकात होने की बात मुझे खुशी दे रही थी। और अंत में, उनके आगमन का क्षण आ गया। मुझसे और इंतजार नहीं हो रहा था। जैसे ही वे आए, मैं उनके गले लग गई और अपने आंसुओं को रोकने की कोशिश करने लगी। मैं नहीं चाहती थी वह मेरी हालत देख चिंतित हों। मैंने अपने चेहरे पर मुस्कान बनाए रखी। लेकिन मुझे यकीन था कि वे मेरे दुख और चिंता को समझ सकते हैं। आखिर वे मेरे माता-पिता थे और मुझे अच्छी तरह से जानते थे।

मेरे पिता ने, आने के तुरंत बाद, सारे काम का जिम्मा अपने ऊपर ले लिया और इस स्थिति के बारे में सीखना और पढ़ना उनकी सबसे पहली प्राथमिकता थी। चीजों को विस्तार से समझने के लिए उन्होंने कई डॉक्टरों से मुलाकात की। मुझसे मिलने आने से पहले ही उन्होंने चिकित्सा जगत से जुड़े कई लोगों से बात कर ली थी। दूसरी ओर, मेरी मां ने मेरे साथ रहने और मेरे जीवन के नए तरीके सीखने का दायित्व संभाला।

मुझे तब एहसास हुआ कि यह एक बहुत ही संवेदनशील अवस्था थी और कोई भी बच्चा आसानी से अवसाद में आ सकता था। लेकिन मेरे परिवार ने ऐसा नहीं होने दिया। वास्तव में, धीरे-धीरे मेरी स्थिति में सुधार हुआ और मेरे माता-पिता के आने के अगले ही दिन, मेरे पेशाब में कीटोन गायब हो गए। तो सबकी दुआएं, प्रयास और मेरे भाई आशीष की जादुई शक्तियां काम कर रही थीं। ईश्वर, मेरी बात सुन रहा था।

मेरे नए सामान्य, मेरी नई दिनचर्या और मेरी नई स्थिति के साथ, हम सब एक साथ आगे बढ़ने के लिए तैयार थे।

൭෨

माता-पिता/देखभाल करने वाले के लिए महत्वपूर्ण सीख

1. बच्चे को माता-पिता से लगातार यह संकेत मिलता रहना चाहिए कि उनका समर्थन हमेशा उनके साथ है:

'हम इसमें एक साथ हैं।'

'चाहे कुछ भी हो, हम इसे मिलकर संभाल लेंगे।'

2. इस अवस्था में बच्चे के लिए अवसाद में घिरना बहुत सामान्य-सी बात है, इसलिए यह महत्वपूर्ण है कि माता-पिता/देखभाल करने वाले हर समय सतर्क रहें और यह सुनिश्चित करें कि प्रारंभिक डायबिटीज प्रबंधन को संभालने में सकारात्मक दृष्टिकोण अपनाने का अभ्यास किया जाए।

3. इस स्थिति को स्वीकार बेशक कर लिया जाएगा, लेकिन इसमें समय लग सकता है। सुस्त और निराशाजनक चरण के खत्म होने की प्रतीक्षा करने की आवश्यकता है। इसलिए, समग्र माहौल को सकारात्मक और जीवंत रखना महत्वपूर्ण है।

"किसी भी चीज़ से पहले, तैयारी सफलता की कुंजी है।"

— अलेक्ज़ेंडर ग्राहम बेल, आविष्कारक, वैज्ञानिक

6

खेल के नियमों को सीखना

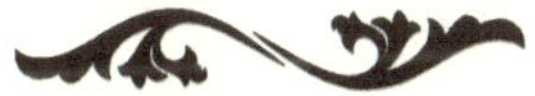

समय बीतने के साथ, हम सब मेरी दशा के बारे में नई चीजें सीख रहे थे; चाहे वह स्ट्रिप्स के माध्यम से यूरिन में ग्लूकोज को जांचना हो या कितना खाना है और कब। मेरे लिए इन दिनों की सबसे अच्छी बात यह थी कि मैं अपने माता-पिता और अपने जीवन के कुछ खास लोगों के साथ थी। लेकिन मुझे अपने भाई की बहुत याद आती थी। मैं अकसर सोचती थी कि मेरे जीवन में सिवाय इसके, ऐसा कुछ भी नहीं था जो हमने साथ साथ अनुभव न किया हो। मैं सोचती कि हम कब मिल पाएंगे और कब मैं अपने अनुभव उनके साथ बांट सकूंगी। हालांकि, अपने मन को समझाने और अच्छा महसूस करने के लिए हर दूसरे दिन उनसे बात करती। और वह फोन पर अपने कॉलेज जीवन की दिलचस्प घटनाओं को सुना-सुना कर मुझे खुश करते रहते।

दूसरी ओर, मेरे पिता एक अलग दृष्टिकोण से सोच और योजना बना रहे थे। वह उन सभी चीजों को समझना चाहते थे जो मेरे डायबिटीज प्रबंधन में आवश्यक होंगी जैसे इंसुलिन शीशियां, उनको संभालने की प्रक्रियाएं, स्ट्रिप्स, सिरिंज (उन दिनों पेन-टाइप मॉडल नहीं थे), अल्कोहल स्वैब, ग्लूकोमीटर डिवाइस, रक्त ग्लूकोज का टेस्ट करने के लिए स्ट्रिप्स इत्यादि।

मैं बस घर पर रहती या कभी-कभी कुछ आगंतुकों के साथ आकस्मिक बातचीत में हिस्सा लेती जो मेरी किसी मौसी या मौसाजी

से मिलने आते थे। मैं टीवी देखती, घर में घूमती, आराम करती, थोड़ा पढ़ती, और बस इसी तरह दिन गुजारती। लेकिन कुल मिलाकर, मैं संभल गई थी और कुछ दिनों पहले की तुलना में अब अधिक स्थिर महसूस कर रही थी। मेरे आसपास मुझे मिलने वाला बहुत सारा समर्थन, प्यार, देखभाल और उम्मीद से भरा सकारात्मक माहौल था जिसने मुझे भावनात्मक सुरक्षा दी। मैं अपने माता-पिता के साथ का आनंद ले रही थी, जिसकी कमी मैं हॉस्टल में बहुत महसूस किया करती थी।

कुछ दिन और बीत गए। मैं यहां आराम से थी, लेकिन भविष्य को लेकर मेरी विचार एकदम धुंधला गए थे। मेरे मन में भविष्य को लेकर कई विचार और प्रश्न थे।

मेरे छात्र जीवन का क्या होगा?

क्या मैं हॉस्टल वापस जा पाऊंगी?

क्या मैं अपनी इंजीनियरिंग की पढ़ाई जारी रख पाऊंगी?

क्या मेरे माता-पिता चाहते हैं कि मैं वापस मुंबई चली जाऊं?

मैं यह भी तय नहीं कर पा रही थी कि मुझे क्या चाहिए। मुझे यकीन नहीं था कि मैं हॉस्टल में अकेले रहना चाहती हूं या नहीं। मुझे यह भी यकीन नहीं था कि क्या मैं अपना इंजीनियरिंग कोर्स बीच में छोड़ना चाहती हूं और सोचती रहती कि क्या मैं कुछ और कर पाऊंगी। मैं अकसर दिन भर इन्हीं ख्यालों में घिरी रहती थी। लेकिन मैंने हर दिन को एक दिन की तरह जीया और मेरे मन में क्या चल रहा है, इसका पता किसी को नहीं चलने दिया।

गुजरते दिन के साथ, मैं महसूस कर पा रही थी कि साधना मौसी चाहती हैं कि मैं अपनी स्थिति को प्रबंधित करने में अधिक से अधिक दिलचस्पी लूं। उन्होंने मुझसे कहा कि मुझे जल्दी ही स्वयं इंसुलिन लेना शुरू करना होगा और यह भी बताया कि इसे कैसे लिया जाना चाहिए। मेरे लिए यह जानना भी महत्वपूर्ण था कि ब्लड शूगर को कैसे और कब मापना है, इंसुलिन की कितनी मात्रा लेनी है, इंजेक्शन लगाने वाली जगहों को बदलते रहना, आहार, उसकी मात्रा और समय, कार्बोहाइड्रेट की गिनती, निगरानी इत्यादि। याद रखने के लिए बहुत

सी चीजें थीं और सूची लग रही थी अनंत। इस बीच, लगातार भूख लगने से कुछ खाने की इच्छा होती। मुझे लगता कि रसोई या फ्रिज में जो कुछ भी है, मैं सब कुछ खा सकती हूं। लेकिन एक डर लगातार बना रहता कि अगर मैं अधिक मात्रा में खाना खाऊंगी, तो मेरा शुगर लेवल बढ़ सकता है और डायबिटीज को 'कंट्रोल' करने में मुझे ज्यादा समय लगेगा।

मैं धीरे-धीरे स्थिति के पूरेपर्बंधन से थोड़ी बोझिल महसूस करने लगी थी। एक पल कभी मैं बहुत उदास हो जाती। लगता बस अब और नहीं संभाल सकती। जबकि अगले ही पल, मैं किसी तरह विचलित होने की इच्छा पर विजय प्राप्त कर लेती। लेकिन कुल मिलाकर, मैंने पाया कि मेरा जीवन केवल एक ही पहलू के इर्दगिर्द घूमता है — डायबिटीज नियंत्रण—और इसमें बहुत अधिक ऊर्जा खर्च हो जाती थी। मेरे माता-पिता और मौसी एक-एक करके चीजों को समझाने की कोशिश करते थे और फिर भी मैं सोचती कि मैं यह सब इतनी आसानी से अपने आप नहीं कर पाऊंगी। मुझे नहीं पता था कि बाहर की दुनिया में क्या हो रहा है या कॉलेज में मेरे दोस्त और सहपाठी कैसे हैं। पूरा दिन अपने पिता के साथ इधर-उधर भागने और मधुमेह को नियंत्रित करने के लिए चीजें एकत्र करने, चीजों को बेहतर ढंग से समझने के लिए सीखने और लोगों से बात करने, उनके कुछ दोस्तों, रिश्तेदारों और संबंधित लोगों को सूचित करने में बीत जाता था। उन्हें यहां आए हुए और अपने से काम से छुट्टी लिए हुए एक सप्ताह से अधिक समय से हो गया था।

एक रविवार की सुबह, जब मैं छत से नीचे आई, जहां मैं टहलती थी और अपनी पढ़ाई को पूरा करने की कोशिश करती थी, मुझे एहसास हुआ कि मैंने अपने यूरिन शूगर का टेस्ट तो किया ही नहीं है। यह सुनकर मेरी मौसी थोड़ी परेशान हो गईं और वह कुछ कहने ही वाली थीं कि मौसाजी बीच में ही बोल पड़े। वह मुस्कराए और कहा, "ठीक है। कोई बात नहीं।" इससे उन दोनों के बीच बहस छिड़ गई। जल्दी ही, मेरे पिता भी बहस में शामिल हो गए, साथ ही उन्हें शांत करने का प्रयास भी किया।

थोड़ी देर बाद, दोपहर के भोजन के बाद, मैं अपने कमरे में आराम करने के लिए चली गई और फिर मेरी मौसी मेरी रिपोर्ट के साथ मेरे पास आईं और बहुत ही गर्व से उन्होंने मुझे बताया कि मैं अपनी डायबिटीज का प्रबंधन बहुत अच्छी तरह से कर रही हूं। मेरा शूगर लेवल बहुत अधिक नियंत्रण में था और कीटोन एक तरह से गायब हो गए थे। मैं उचित आहार और सैर की बहुत अच्छी दिनचर्या का भी पालन कर रही थी।

जब हम आराम करने के लिए लेट गए, तो उन्होंने मुझसे बात की और मुझे इस बात के लिए प्रोत्साहित किया कि मैं कितनी अच्छी तरह से इस बीमारी को संभाल रही हूं। उन्होंने यह भी बताया कि कैसे बेहतर नियंत्रण भविष्य में जटिलताओं से बचा सकता है। उन्होंने इस तथ्य पर जोर दिया कि *शूगर के अच्छे नियंत्रण से जीवन की गुणवत्ता अच्छी हो सकती है।* कम जटिलताएं, कम परेशानियां हो सकती हैं और एक स्वस्थ जीवन जीया जा सकता है। यह सब सुनकर मुझे बहुत अच्छा लगा। यह लगभग ऐसा था जैसे मैं एक मील के पत्थर को पार करने की राह पर थी।

यह दिन मेरे लिए बहुत ही निर्णायक दिन था। मैंने स्पष्ट रूप से महसूस किया कि जिस तरह से मेरा परिवार पूरी स्थिति से निपट रहा था, उस हिसाब से तो मेरे परिवार ने खुद को 'पुन: बेहतर ढंग से तैयार कर लिया' था।

हमारी आम बातचीत नियमित रूप से होती थी जहां मौसी मुझे मेरी प्रगति के बारे में समझाती थीं। हर 'कार्य' के साथ वह मुझसे बहुत 'सकारात्मक' तरीके से बात करतीं। उदाहरण के लिए, मुझे इंसुलिन देते समय, वह आशावादी बातें कहती थीं, जैसे, "*आशा है कि यह इंसुलिन हमें ब्लड शूगर को नियंत्रित करने में मदद करेगा।*" मुझे चलने के लिए प्रोत्साहित करते हुए वह कहतीं, "*उम्मीद है कि यह हमें फिट रहने और शूगर को नियंत्रित करने में मदद करेगा।*" और यूरिन में ग्लूकोज का टेस्ट करते समय वह कहतीं, "*आशा है कि पिछले कुछ घंटों में हमारी शूगर ठीक हो गई है।*"

पीछे मुड़कर देखती हूं तो मुझे एहसास होता है कि यह सब कैसे सावधानीपूर्वक नियोजित किया गया होगा। मेरे परिवार ने अवश्य ही जान लिया होगा कि मैं इतनी सारी चीजों से घबरा रही हूं और मुझे हर पहलू को ठीक से आत्मसात करने की जरूरत थी। आखिरकार, यह मेरे लिए आजीवन प्रशिक्षण था। मैं उनकी 'कार्यनीति' से पूरी तरह अनजान थी, लेकिन वर्षों बाद, मुझे पता चला कि जब वे सभी थोड़े तनावग्रस्त रहते थे, तो उन्होंने फैसला किया था कि मेरे सामने चीजों को 'धीरे-धीरे' और 'सकारात्मक' रूप से रखना ही सही होगा, ताकि मैं किसी तरह का कोई दबाव न महसूस करूं।

ऐसे ही एक बार मैंने हाइपोग्लाइसीमिया की गंभीरता, 'लो ब्लड शूगर के तथ्यों' के बारे में सीखा, जिससे हर मधुमेह रोगी डरता है और जो ध्यान न देने पर घातक हो सकता है।

इस तरह के सीखने के सत्र हमारे लिए एक नियमित गतिविधि बन गए। किसी 'सत्र' में, मौसी 'कार्बोहाइड्रेट की गिनती' पर चर्चा करतीं और दूसरे में, वह मुझे 'इंसुलिन लगाने के लिए जगह को बदलने के बारे में समझातीं। इस प्रकार, मुझे विभिन्न पहलुओं को व्यवस्थित तरीके से सिखाया जा रहा था। वास्तव में, सिर्फ वह ही नहीं, बल्कि मेरे परिवार के सभी सदस्य इस 'मधुमेह शिक्षा' में शामिल हो गए। हम इन सत्रों के दौरान नोट्स बनाते और एक-दूसरे के साथ साझा करते। वास्तव में, मेरे पिता जिन्हें बहुत ज्यादा मजाक करने की आदत थी, ने इन चर्चाओं में बहुत अधिक 'हास्य' का समावेश किया, जिससे वे कम गंभीर और प्रभावशाली तरीके से किए गए। समय-समय पर हम कुछ चीजों का जिक्र सिर्फ एक 'हावभाव' या सिर्फ एक-दो 'शब्द' से करते रहते थे और हर किसी को उससे संबंधित पूरा 'पाठ' याद हो जाता था। इंसुलिन इंजेक्शन लेते समय होंठ काटने जैसी एक सरल तकनीक यह सुनिश्चित करती है कि कुछ क्षण के लिए दिमाग का ध्यान दूसरे दर्द की ओर चला जाए और इससे सुई के कारण होने वाले दर्द पर ध्यान न जाए। तो, कोड वर्ड होगा 'फूल द ब्रेन।' मेरे पिता इस बात को जोर से कहते और सब हंस पड़ते।

लेकिन कल क्या होगा, इसको लेकर अनिश्चितता अभी भी मेरे दिमाग में चक्कर काट रही थी। *आगे क्या होने वाला था? क्या मैं अपनी पढ़ाई जारी रख पाऊंगी या नहीं?*

कुछ और दिन बीत गए और मुझे एहसास हुआ कि मैं पहले की तरह घबराने के बजाय अपनी स्थिति को प्रबंधित करने की आदी हो रही थी। खाना खाने का समय, यूरिन टेस्ट, इंसुलिन लेने आदि से जुड़ी पूरी दिनचर्या उम्मीद के मुताबिक होती जा रही थी। मैंने महसूस किया कि चूंकि मैं सलाद और अन्य वे खाद्य पदार्थ खा रही थी, जिन्हें खाने की मुझे सलाह दी गई थी, इसलिए मेरे परिवार के सदस्य भी मेरा साथ देने के लिए वही 'मधुमेह' भोजन कर रहे थे।

एक रात, मेरे सोने से पहले हम परिवार और दोस्तों के बारे में कुछ सामान्य बातों पर चर्चा कर रहे थे। मैं कुछ घंटों के बाद उठी। मेरा दिल जोरों से धड़क रहा था और कमजोरी महसूस होने के साथ-साथ पसीना भी बहुत बह रहा था। मैंने फ़ौरन अपनी मौसी और मां को पुकारा। मेरी मां ने बत्ती जलाई और मेरी मौसी ने मेरी शुगर की जांच की और पाया कि वह कम है। मेरे हाथ कांप रहे थे, मैं मुश्किल से बोल पा रही थी, और इतना अजीब महसूस कर रही थी कि मुझे लगा कि मैं बच नहीं पाऊंगी। इससे पहले कि मैं कुछ समझ पाती, मेरी मौसी ने मेरे मुंह में एक चम्मच चीनी डाल दी और मुझे उसे चूसने के लिए कहा। लगभग पांच-छह मिनट में मुझे ठीक लगने लगा। फिर उन्होंने मुझे हलका-फुल्का कुछ खाने को दिया और मुझे भूख न होने पर भी इसे खाने के लिए कहा। इस बीच मेरे परिवार के सभी सदस्य उठ गए थे और मेरे बिस्तर के पास आकर बैठ गए थे। वह हाइपोग्लाइसीमिया के साथ हुआ मेरा पहला सामना था (ऐसी अवस्था जब रक्त में शूगर का स्तर अवांछनीय रूप से निम्न स्तर तक गिर जाता है)। मुझे पता था कि यह एक गंभीर स्थिति है और कुछ भी हो सकता था, लेकिन मैं बच गई। मैं इस पूरे घटनाक्रम के दौरान होश में थी। यह एक सरासर जीत थी, और मेरे लिए एक सीखने का अनुभव भी।

अगले कुछ दिनों में अलग-अलग समय के दौरान कुछ और हाइपोग्लाइसीमिया से दो-दो हाथ हुए और हम सभी न सिर्फ इससे

परिचित हो गए, बल्कि जानने भी लगे कि इसे कैसे संभालना है। मेरी मौसी मेरे बगल में पलंग के साथ चीनी की शीशी रखा करती थीं। यह एक बहुत ही महत्वपूर्ण आदत थी और मैं आज भी इसका पालन करती हूं।

फिर एक दिन, नाश्ते के बाद, जब मैं दूसरे कमरे में पढ़ने के लिए बैठ रही थी, मुझे अपने माता-पिता, साधना मौसी और मौसाजी के बीच होने वाली बातचीत सुनाई दी। मैं उनके शब्दों को स्पष्ट रूप से तो नहीं समझ सकी, लेकिन वे काफी शांत और सहज लग रहे थे। कुछ ही मिनटों में, मेरे माता-पिता मेरे पास आए और धीरे-धीरे अपने विचार प्रकट किए कि मैं अब तक इस स्थिति को कैसे संभाल रही थी। उन्होंने साफतौर पर कहा कि शूगर कम होने की घटना ने उन्हें चिंतित कर दिया था, लेकिन मुझे इस स्थिति का अनुभव करने और उनकी उपस्थिति में कुछ को संभालने के बाद उन्हें विश्वास हो गया था कि मैं भविष्य में इसे अपने आप से संभाल लूंगी। उन्होंने मुझे बताया कि जिस तरह से मैं इस स्थिति के प्रबंधन में सहयोग कर रही हूं, उस पर उन्हें गर्व है और उन्होंने स्पष्ट रूप से इस बात पर प्रकाश डाला कि वे किसी भी कीमत पर नहीं चाहेंगे कि मैं अपनी पढ़ाई रोक दूं। हालांकि, वह मेरी राय जानना चाहते थे। मैं अपनी इंजीनियरिंग की पढ़ाई जारी रखने के लिए बहुत उत्सुक थी। मैंने उन्हें समझाया, "हॉस्टल लाइफ मुझे स्वतंत्र होने में मदद करेगी। हां, मुझे चुनौतियों का सामना करना पड़ेगा और मुझे सहयोग की आवश्यकता हो सकती है, लेकिन मुझे लगता है कि यह मुझे भविष्य में और अधिक आत्मविश्वास के साथ अपना जीवन जीने के लिए अच्छी तरह से तैयार करेगा।" मैंने अपने माता-पिता की ओर देखा, दोनों की आंखों में आंसू थे। मेरी मां ने मुझे कसकर गले लगाया और मेरे पिता ने खुशी से कहा, "मुझे तुम पर बहुत गर्व है!"

इसलिए, एक संयुक्त निर्णय लिया गया। *मैं अपने हॉस्टल वापस जा रही थी। मैं अपनी पढ़ाई जारी रखने वाली थी।*

उस क्षण मैं बहुत आनंदित थी। मैंने महसूस किया कि भविष्य मेरे नियंत्रण में है और जीवन में मेरे पास जो कुछ भी था—प्यार करने

वाले माता-पिता, देखभाल करने वाले रिश्तेदार, एक मजबूत सपोर्ट सिस्टम (समर्थन प्रणाली), और मेरी थाली में भोजन, भले ही चीनी रहित— उसके लिए आभारी होना सीख रही थी।

हालांकि, ऐसे कई पहलू थे जिनके लिए मुझे तैयार रहना था। अपने जीवन के अगले चरण में आगे बढ़ने से पहले मुझे 'बेहतर ढंग से तैयार' और अधिक अनुशासित होना था।

☙

माता-पिता/देखभाल करने वाले के लिए महत्वपूर्ण सीख

1. माता-पिता को भी बच्चे की तरह इस सीखने की प्रक्रिया का हिस्सा होना चाहिए। मधुमेह प्रबंधन, केवल बच्चे को ही नहीं, परिवार में सभी को सीखना है—माता-पिता, भाई-बहन और घर में मौजूद अन्य सदस्य।

2. बहुत कुछ है जिसे समझने और पालन करने की आवश्यकता है— चाहे वह भोजन क्या खाना है, इस बारे में हो, कार्बोहाइड्रेट की गिनती करना हो, इंसुलिन लगाना हो, व्यायाम हो, ग्लूकोज के स्तर की निगरानी हो और इंसुलिन की मात्रा हो। वे सभी समान रूप से महत्वपूर्ण हैं। इन नई चीजों को सीखने के लिए कुछ नया करने की आवश्यकता हो सकती है।

3. मधुमेह प्रबंधन को जीवन भर अभ्यास करने की आवश्यकता है। इसलिए इसका अभ्यास प्रतिदिन करना चाहिए। हालांकि, प्रक्रिया थोड़ी धीमी हो सकती है ताकि बच्चा किसी तरह का दबाव महसूस न करे।

4. बहुत सारी चीजों का ध्यान रखने और अभ्यास करने से बोझ महसूस हो सकता है। इसलिए, सकारात्मक दृष्टिकोण महत्वपूर्ण है। प्यार और देखभाल के साथ-साथ थोड़ी मस्ती और मजाक जरूरी उपकरण हैं!

5. बच्चे को शिक्षित करने की गति को नापना महत्वपूर्ण है। इसका आशय स्वयं या बच्चे को जानकारी से लादना नहीं है। याद

रखें कि आपके पास सीखने के लिए पूरी जिंदगी है! मधुमेह प्रबंधन के विभिन्न पहलुओं को छोटे-छोटे विषयों में बांटना और फिर उनमें से प्रत्येक को चरणबद्ध तरीके से सीखना बच्चे को बेहतर ढंग से आत्मसात करने में मदद कर सकता है।

6. छोटे-छोटे लक्ष्य बनाएं जिन्हें हासिल करना आसान हो। यह दृष्टिकोण पूरे प्रबंधन को बहुत अधिक रोमांचक और सकारात्मक रूप से चुनौतीपूर्ण बनाता है।

7. प्रमुख लक्ष्य को हासिल करने पर पुरस्कार मिलना ही चाहिए। 'छोटी-छोटी जीत' का जश्न मनाना मायने रखता है, क्योंकि वे बच्चे को उत्साह और सकारात्मक सोच के साथ आगे बढ़ने के लिए प्रेरित करती हैं।

8. दैनिक जीवन में और आसपास के लोगों का आभार व्यक्त करें। यह एक सकारात्मक मानसिकता बनाने और एक मजबूत सपोर्ट सिस्टम बनाने में मदद करेगा।

9. माता-पिता को इस बात के लिए जागरूक होने की जरूरत है कि यह बच्चे के बारे में है, न कि उनके अपने बारे में—इसलिए बच्चे में आत्मविश्वास पैदा करने के लिए उसकी हर छोटी उपलब्धि के लिए उसे श्रेय देते रहें।

"ज्ञान शक्ति है। सूचना मुक्त करती है।"

—कोफी अन्नान, संयुक्त राष्ट्र के पूर्व प्रमुख

7

पूर्वानुमान पैदा करना, अनिश्चितता को चकमा देना!

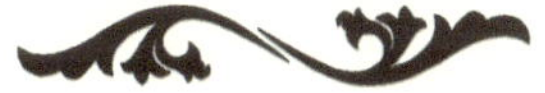

मेरे पास अब एक बहुत ही अनुमानित दिनचर्या थी, जिसका मुझे व्यायाम, परीक्षण, निगरानी और निश्चित रूप से, इंसुलिन और भोजन के मामले में पालन करना था। हर दिन कुछ नया सीखने को मिलता था; चाहे वह खाने की आदत हो या जीवन के नए तरीके, और इस बार मेरे माता-पिता भी मेरे साथ सीख रहे थे। अपनी-अपनी नौकरियों की जिम्मेदारी उठाते हुए, साधना मौसी और मौसाजी इसका ध्यान रखने का पूरा प्रयास कर रहे थे कि टाइप 1 डायबिटीज बारे में हमारी सीखने की प्रक्रिया अच्छी तरह से आगे बढ़ रही है कि नहीं।

हालांकि, मेरे माता-पिता को मुझ पर पूरा भरोसा था कि मैं अपनी स्थिति को अकेले ही संभाल लूंगी, यह निर्विवाद था कि पटियाला में जीवन अधिक स्पष्ट और आरामदायक था। हम सभी के मन में एक बड़ा सवाल घूम रहा था,

हॉस्टल में चीजें कैसे संभाल पाऊंगी?

अब जबकि सभी के बीच एक स्वीकृति की भावना व्याप्त हो गई थी, मेरे परिवार के सदस्य अकसर विभिन्न पहलुओं पर चर्चा करते थे जो मुझे इन नए तरीकों को और अधिक व्यवस्थित तरीके से सीखने और अपनाने में मदद कर सकते थे। उन्होंने यह सुनिश्चित करने के लिए छोटे-छोटे प्रयास भी किए कि मेरी सीखने की प्रक्रिया को विभिन्न विश्वसनीय स्रोतों से सहायता भी प्राप्त हो। संक्षेप में, वे मेरे लिए एक डायबिटीज सपोर्ट टीम तैयार करने के मिशन पर थे।

सबसे पहल उनका कदम था डॉ. हरिंदर से लगातार मिलते रहना। क्योंकि लक्ष्य यह था कि चूंकि वह खुद एक टी1डी के मरीज थे, इसलिए मैं उनके अनुभवों से सीख सकूं। वह मेरे लिए एक तरह से 'डायबिटीज काउंसलर' थे। उन्होंने मुझे क्या-क्या करना चाहिए, इसे आधार बनाकर मेरे साथ बैठकर बात की। हर बार वह नए विषय को उठाते जैसे 'आहार का प्रकार', 'खाद्य पदार्थों में बदलाव', 'हाइपोग्लाइसीमिया / हाइपरग्लाइसेमिया को संभालने के गुर', 'कार्बोहाइड्रेट पर नजर रखने के लिए मात्रा को मापना' आदि। इससे मेरे बहुत सारे संशय दूर हुए। अब मैं डॉ. हरिंदर से और ज्यादा सवाल पूछने लगी थी जैसे,

"अगर मेरी शूगर बढ़ गई तो क्या होगा?"

"अगर इंजेक्शन लेने के बाद मुझे भूख न लगे तो क्या होगा?"

"क्या होगा अगर इंसुलिन लेने में देरी हो जाए?"

गूगल और इंटरनेट के अभाव में वह मेरे चलते-फिरते विश्वकोश की तरह थे!

मुझे अस्पताल और डॉक्टर के पास जाने और मधुमेह रोगियों के सामने आने वाली विशिष्ट समस्याओं से परिचित कराने के लिए, मौसाजी, जो एक डॉक्टर थे, ने मुझे पास के एक अस्पताल में उनके क्लिनिक में आने के लिए कहा। यह देखना दिलचस्प था कि लोग कैसे अपनी स्थिति और संबंधित मुद्दों के बारे में बताते थे, जो किसी बड़े सीखने के अनुभव से कम न था। संक्षेप में, वहां जाने से मुझे 'एक नियम का पालन' करने के महत्व को समझने में मदद मिली और इस बात के लिए भी सतर्क रहने के लिए कि कोई व्यक्ति अनियंत्रित मधुमेह का शिकार न हो, इसके लिए इस बारे में कैसे जल्दी पता लगाना महत्वपूर्ण था। क्योंकि जैसा कि कहा जाता है कि मधुमेह एक मूक हत्यारा है, लेकिन सही जानकारी, दृष्टिकोण, इच्छाशक्ति और एक मजबूत सपोर्ट सिस्टम से लैस होकर कोई भी इस 'हत्यारे' को हमेशा हरा सकता है।

मुझे एक दवा कंपनी द्वारा आयोजित एक मेडीकल कांफ्रेस में जाने का भी अवसर मिला, जिसके लिए डॉ. हरिंदर को निमंत्रण मिला

था। वह मुझे एक प्रशिक्षु के रूप में साथ ले गए और मैंने मधुमेह प्रबंधन के क्षेत्र में हुई कुछ नई उन्नति के बारे में जाना। कांफ्रेंस में नए इंसुलिन, बेहतर सिरिंज और इंसुलिन पंप जैसे उन्नत उपकरणों के बारे में बात हुई, जिन्हें वहां प्रदर्शित भी किया गया था। इसने मुझे आने वाले समय में मधुमेह के उज्ज्वल भविष्य और आसान प्रबंधन के बारे में बहुत आशा दी। तब मुझे नहीं पता था कि ऐसा एक दिन हो जाएगा। आज चिकित्सा विज्ञान में हुए कई नए विकासों ने संपूर्ण मधुमेह प्रबंधन को सटीक और सुविधाजनक बना दिया है, जिससे बेहतर नियंत्रण और मधुमेह से संबंधित जटिलताओं में कमी आई है।

मेरे पिता इस विषय पर मन लगाकर पढ़ रहे थे। वह आसपास के पुस्तकालयों में जाते, और उस क्षेत्र से जुड़े अपने सभी दोस्तों के साथ-साथ प्रसिद्ध मधुमेह विशेषज्ञों से भी बात करते। वह लगातार इस विषय पर नोट्स इकट्ठा करते थे और दिन के अंत में, रात के खाने के बाद की छत पर हमारी आम बातचीत के दौरान, जो एक नियम सा ही बन गया था, इन्हें मेरे साथ साझा करते थे। वक्त गुजरने के साथ, मुझे पता चल गया था कि मुझे जिस तरह का मधुमेह था, वह वंशानुगत नहीं था और इसे दवाएं खाकर ठीक या नियंत्रित नहीं किया जा सकता था और जैसा कि मेरी मौसी ने इस बात पर बहुत अधिक ही जोर दिया था, "इंसुलिन ही नियंत्रण का एकमात्र तरीका है।" सच तो यह था कि मैं कुछ दिनों से इंसुलिन ले रही थी, इसलिए साधना मौसी और डॉ. हरिंदर ने फैसला किया कि स्वयं को इंसुलिन इंजेक्शन लेने के लिए खुद को तैयार करके, यह मेरे लिए स्वतंत्र और आत्मनिर्भर होने का समय है।

एक दिन, जब मैं गणित की कुछ संख्यात्मक समस्याओं को हल कर रही थी, मेरी मौसी काम से जल्दी वापस आ गईं। उन्होंने चुपचाप दोपहर का भोजन किया और फिर मेरे कमरे में आकर मुझे बताया कि वह चाहती हैं कि मैं उनके साथ इसी समय किसी के घर चलूं। उन्होंने मुझे बताया कि वे उनके दूर के परिचित हैं और वे एक ऐसे लड़के को जानते हैं जिसकी इसी तरह की स्थिति है। वे चाहते थे कि मैं उससे मिलूं, लेकिन मेरे मन में मिश्रित भावनाएं थीं। हालांकि, मैं

किसी 'अपने जैसे' से मिलने के लिए उत्साहित थी, लेकिन मैं इस बात को लेकर भी अनिश्चित थी कि आखिर मैं किसी अजनबी से क्यों मिलूं। लेकिन मुझे पता था कि जो कुछ भी किया जा रहा है वह मेरी भलाई के लिए है, और इसलिए जल्दी से मान गई और तैयार हो गई।

हम कुछ ही मिनटों में अपने गंतव्य पर पहुंच गए और पाया कि युगल हमारा इंतजार कर रहे हैं। उन्होंने हमारा स्वागत किया और हमने चाय पी। हमने कुछ इधर-उधर की बातें की और फिर सीधे मुद्दे पर आ गए। साधना मौसी ने उन्हें बताया कि अभी-अभी पता चला है कि मुझे टी1डी है। उन्होंने मुझे एक स्नेह भरी मुस्कान दी और अपने बेटे अमरिंदर को पुकारा। मैंने दस साल के एक प्यारे-से लड़के को अपने कमरे से बाहर आते हुए देखा। उसने अभिवादन किया और सोफे पर अपने पिता के बगल में बैठ गया, और अपनी आंखों के कोने से मुझे देखा। मैं मुस्कराई और तो वह भी मुस्कराया। हमने इंसुलिन, इंजेक्शन और कैसा भोजन करना चाहिए, इसके बारे में कुछ सामान्य जानकारी एक-दूसरे से साझा कीं। बात करते हुए मुझे पता चला कि दो साल पहले उसकी इस हालत का पता चला था और करीब डेढ़ साल से वह खुद इंसुलिन के इंजेक्शन ले रहा था। उसने मुझे वह स्थान दिखाया जहां वह इंजेक्शन लगा रहा था और कैसे उसने हर बार साइट-रोटेशन सिद्धांत का पालन किया। मेरे मन में अचानक उस छोटे से बच्चे के लिए सम्मान पैदा हो गया और मैंने मन ही मन सोचा, 'अगर वह इतनी कम उम्र में इसे संभाल सकता है, तो मैं क्यों नहीं?' अभी भी वह मुलाकात और वह बच्चा मेरे जेहन में घूमता रहता है। उसके भीतर आत्मविश्वास और गर्व की जो भावना थी, प्रेरणादायक थी और वह लगभग मेरा आदर्श ही बन गया। अभी भी मैं अकसर उसके बारे में सोचती हूं और उससे मुझे खुद से इंसुलिन के इंजेक्शन लेने की प्रेरणा मिलती है।

हम घर पहुंचे तो मेरे अंदर एक अलग ही आत्मविश्वास था। बहुत उत्साह के साथ, मैंने अपने माता-पिता को पूरा अनुभव सुनाया कि कैसे वह नन्हा बच्चा अपने आप इंजेक्शन लेने के साथ-साथ अपनी

डायबिटीज को प्रभावी ढंग से नियंत्रित कर रहा था। आज जब मैं पीछे मुड़कर इस घटना के बारे में सोचती हूं, तो मुझे एहसास होता है कि इससे मेरे माता-पिता को कितनी राहत मिली थी। यह कुछ ऐसा था जिसके बारे में वे मेरे साथ बात करने में झिझक रहे थे, मुझे इसे करने के लिए कहने की तो बात संभव ही नहीं थी उनके लिए। और यहां मैं आत्मविश्वास के साथ सुझाव दे रही थी कि, "मैं अगला इंजेक्शन अपने आप लूंगी!"

कुछ ही घंटों में, मेरा इंसुलिन लेने का समय हो गया था। परिवार के सब लोग मेरे पास आकर बैठ गए। साधना मौसी ने मुझे एक बार फिर सभी चरणों के बारे में बताया। फिर उन्होंने थोड़ी प्रार्थना की और मैंने भी मन ही मन वही दोहराया। मैंने सिरिंज को अपनी मात्रा बिंदु तक भर दिया और उस क्षेत्र को अल्कोहल स्वैब से साफ कर दिया। जैसे ही मैंने अपने हाथों में सिरिंज ली, मैं अपने पेट में होने वाली गड़गड़ और अपनी उंगलियों की कंपन महसूस कर पा रही थी, लेकिन उस पल में, मैंने बस खुद को इंजेक्शन लगाने का फैसला किया। मैंने उंगलियों में अपने पेट की त्वचा को लिया और अगले ही पल सिरिंज के पिस्टन को दबा दिया। मैं अपनी त्वचा में सुई के माध्यम से गुजरने वाले इंसुलिन के प्रवाह को महसूस कर सकती थी और कुछ क्षणों तक मुझे विश्वास ही नहीं हुआ कि मैंने वास्तव में ऐसा किया था! जैसे ही मैंने दस तक गिनने के बाद सुई निकाली, मैंने सभी को ताली बजाते सुना। मेरी मां ने मुझे कस कर गले से लगा लिया और सबने मेरी पीठ थपथपाई। यह वास्तव में आनंद और जश्न मनाने का क्षण था, लेकिन मिठाई के बिना!

एक बहुत बड़ा काम पूरा हो चुका था और मैंने हॉस्टल में स्वतंत्र रूप से रहने के लिए एक महत्वपूर्ण कदम उठाया था।

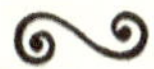

माता-पिता/देखभाल करने वाले के लिए महत्वपूर्ण सीख

1. सही जानकारी अत्यंत महत्वपूर्ण है ताकि आप डायबिटीज प्रबंधन के हर पहलू का 'क्यों' सीख सकें। यह जीवन के लिए सही और मजबूत नींव रखने में मदद करता है। इसे विश्वसनीय स्रोतों से प्राप्त करना और भ्रामक बातों से दूर रहना विशेष रूप से महत्वपूर्ण है।

2. माता-पिता को सावधान रहना चाहिए कि वे मनगढ़ंत बातों के बहकावे में न आएं जो समाज के विभिन्न प्रकार के लोगों के बीच प्रचलित हो सकती हैं।

3. सही जानकारी, जब सही ढंग से मन पर छाप छोड़ती है तो मधुमेह के मरीज की दिनचर्या कैसी होनी चाहिए, इसके बारे में जानने में मदद कर सकती है। और यह पहले से जान लेना, हालांकि दर्दनाक है, शूगर पर बेहतर नियंत्रण करने में मदद करती है। अनुशासन एक और पहलू है जो जीवन में यह जानने में मदद करता है कि आगे के लिए किस तरह अपने को तैयार करना है, ताकि कोई उसके अनुसार अन्य चीजों की योजना बना सके।

• 'दिनचर्या जितना प्रैडिक्टबल हो उतना अनुमान लगाएं ताकि जब भी ऐसा हो, आप अशांति के लिए अधिकतम रूप से तैयार रहें!'

4. बच्चे को मधुमेह की दिनचर्या का नियम से पालन करने की गंभीरता और अच्छी तरह से नियंत्रित होने के महत्व के बारे में बताना महत्वपूर्ण है और ठीक भी है। यह जानना और बच्चे को बताना भी जरूरी है कि नियम से न चलने की वजह से हमारे शरीर पर क्या असर पड़ सकता है। बच्चे से कोई भी बात न छिपाने का मतलब है उसकी मदद करना।

5. बच्चे के लिए डायबिटीज सपोर्ट टीम बनाना जरूरी है—इसमें चिकित्सक, आहार विशेषज्ञ, परामर्शदाता, टी1डी से ग्रस्त लोग या अन्य टी1डी के माता-पिता शामिल हो सकते हैं। वे दिन-प्रतिदिन की परेशानियों और समस्याओं को दूर करने में मदद करने के लिए सबसे अच्छे लोग हैं।

6. सच्ची आत्मनिर्भरता तब आती है जब बच्चा अपने आप इंसुलिन लेने में सक्षम हो जाता है। एक महत्वपूर्ण दृष्टिकोण जो एक बच्चे में आत्मविश्वास पैदा करने में मदद कर सकता है वह है 'दिखाना और बताना।' बच्चे को अपनी उम्र के अन्य टी1डी बच्चों को देखकर सीखने दें जो स्वयं इंसुलिन का इंजेक्शन लगाते हैं।

7. जैसे डायबिटीज प्रबंधन के 4 स्तंभ हैं— इंसुलिन, आहार, व्यायाम और निगरानी, अच्छे ढंग से नियमों का पालन करने के भी 4 स्तंभ हैं—

- सहानुभूति
- एक अच्छा सहायता तंत्र
- सकारात्मक मानसिकता,
- परिवार से मिलने वाला ढेर सारा प्यार और देखभाल।

"मैं भाग्यशाली हूं कि मुझे दोस्तों और अपने परिवार का पूरा सहयोग मिला। यदि आपके पास वे लोग हैं जिन पर आप भरोसा करते हैं, तो आगे बढ़ें और उन्हें अपने को सौंप दें, उन्हें अपना झूला और आवरण बनने दें और उन्हें तुम्हें गले लगाने दें। "

—जोजो, अमेरिकी संगीतकार और गायक

8

एक आवरण जिसे 'सेफ्टी बबल' कहा जाता है

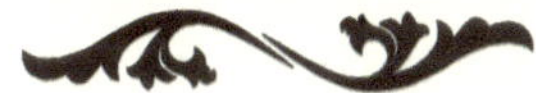

हॉस्टल वापस जाने का समय निकट आ रहा था, क्योंकि नया सत्र, जो कि दूसरा सेमेस्टर था, जल्द ही शुरू होने वाला था। हॉस्टल लौटने से पहले मेरे पास लगभग एक महीना था। जब मैं पीछे मुड़कर देखती हूं, तो मैं अकसर उस एक महीने में प्राप्त प्रशिक्षण के बारे में सोचती हूं, जो एक सैन्य अकादमी में प्रवेश करने से पहले दिया जाता है— डायबिटीज प्रबंधन के लिए एक प्रशिक्षण शिविर।

मैं अपने फर्स्ट टर्म के एक्जाम नहीं दे पाई थी, लेकिन मेरे पिता ने कॉलेज अधिकारियों को सूचित कर दिया था और उन्होंने वादा किया था कि मैं अपने दूसरे सेमेस्टर की परीक्षा के साथ सभी विषयों के लिए फिर से परीक्षा दे सकती हूं।

मैं हॉस्टल वापस जाने, अपने दोस्तों से मिलने और अपनी पढ़ाई फिर से शुरू करने के लिए उत्साहित थी लेकिन मैं थोड़ा घबरा रही थी। मेरे परिवार को लगा कि मैं अधिक आत्मविश्वास होना और सहज महसूस करना जरूरी है। जल्दी ही परिवार के सभी सदस्यों ने मेरे साथ आगे क्या होगा, हॉस्टल में क्या-क्या होगा और मैं वहां चीजों को कैसे संभाल सकती हूं, के बारे में बातचीत करना शुरू कर दिया। तब तक मैं टी1डी को संभालने और स्वस्थ जीवन जीने के लिए जरूरी आवश्यक सभी महत्वपूर्ण जानकारी के बारे में जान चुकी थी। अगले कुछ दिन मुझे मेरे मन और हृदय से अधिक आत्मविश्वास महसूस कराने में व्यतीत हुए।

मेरे 'भीतरी' वातावरण को खुश करने के लिए, मुझे बातचीत करने में और मुखर और सहज बनाने के लिए प्रयास निर्देशित किए गए थे। मेरे परिवार ने महसूस किया कि मेरे साथ कुछ व्यावहारिक बातों पर चर्चा करना जरूरी है जिनका सामना मुझे हॉस्टल में करना पड़ सकता है। फिर चाहे वह भोजन समय पर खाना, समय प्रबंधन, नींद, कॉलेज और अन्य दिनचर्या जैसे व्यायाम और खाना क्या खाना है, इसके संदर्भ में हो। वे डायबिटीज प्रबंधन के कुछ बहुत ही महत्वपूर्ण, लेकिन बहुत ही मामूली रोजमर्रा के पहलुओं के बारे में मुझे धीरे-धीरे समझा रहे थे। उदाहरण के लिए, सलाद खाना क्यों जरूरी है और इसमें मौजूद फाइबर रक्त में मौजूद ग्लूकोज की मात्रा को कैसे कम करने में मदद करते हैं, कैसे मैं इसमें चाट मसाला मिलाकर अपने भोजन को थोड़ा स्वादिष्ट बना सकती हूं, कैसे मैं थोड़ी-थोड़ी मात्रा में अपने भोजन को विभाजित कर सकती हूं, आहार में फलों को कैसे शामिल किया जा सकता है, खाने में कैसे बदलाव कर सकती हूं, और खुद को मनचाहा खाने की छूट दे सकती हूं, पानी की भूमिका क्या है और 'किडनी का साफ होते रहना' क्यों आवश्यक है, मैं कॉलेज में कुछ बिस्कुट और टॉफियां अपने साथ रख सकती हूं, आदि। ये बहुत सी बातें थीं जो मैं जानती थी, लेकिन मुझे यह समझना था कि 'बातों को जानने का समय खत्म हो गया है और अब उन्हें लागू करने का समय है।'

मैंने कहा कि मैं अपने भाई से नियमित रूप से बात करना चाहती हूं और हमारी बातचीत से यह फायदा हुआ कि मैं उनको अपनी योजना के बारे में बता सकी जो मैंने कॉलेज जाने से पहले बनाई थी ताकि जब सब कुछ मुझे करना होगा, बिना डगमगाए मैं मधुमेह का प्रबंधन और अधिक बेहतर ढंग से कर सकूं।

डायबिटीज प्रबंधन के 4 प्रमुख स्तंभों का हर समय अभ्यास करना आवश्यक था।

मेरे पापा जो बहुत ही सुचारु व नियोजित ढंग से हर काम करते हैं, उन्होंने चीजों और किन लोगों से संपर्क किया जा सकता है, उसकी एक सूची तैयार की और मधुमेह प्रबंधन पर कुछ बुनियादी जानकारी

भी तैयार की। उन्होंने मेरे लिए एक आई-कार्ड तैयार किया जिसे मुझे हर समय अपने साथ रखना था। उसमें लिखा था कि मैं एक टी1डी हूं और मुझे चक्कर आने या कमजोरी महसूस होने पर तुरंत ग्लूकोज दिया जाए और हाइपोग्लाइसेमिक स्थिति में बेहोशी जैसी किसी भी आपात स्थिति के मामले में कुछ संपर्क नंबरों का उल्लेख किया गया था। इन सभी ने मुझे आत्मविश्वास और तैयारी के साथ किसी भी अप्रत्याशित स्थिति से निपटने के लिए लैस किया।

अगला कदम 'बाहरी परिवेश' में एक अनुकूल वातावरण बनाना था। मेरे माता-पिता ने मेरे हॉस्टल में और उसके आसपास विभिन्न चीजों की तलाश और क्या चीजें चाहिए होंगी, उसके बारे में सोचना शुरू कर दिया। जल्दी ही मेरी दवाओं, इंसुलिन, सिरिंज आदि की एक सूची तैयार हो गई। इसके अलावा, ग्लूकोमीटर और यूरिन स्ट्रिप्स को भी उस सूची में शामिल किया गया था। वह पहले ही मेरे लिए एक छोटा रेफ्रिजरेटर खरीदने के बारे में फैसला कर चुके थे जिसमें इंसुलिन और कुछ फल, स्नैक्स आदि रखे जा सकें। इसके अलावा, उन्होंने दवाई आदि जैसी चीजें आपात स्थिति में आराम से उपलब्ध हो जाएं, इसके लिए कॉलेज के अधिकारियों, स्थानीय दुकानों और विक्रेताओं, आदि कुछ स्थानीय लोगों से संपर्क स्थापित किया।

अंततः, मेरे आराम का ख्याल रखते हुए, यह तय किया गया कि मैं हर सप्ताह के अंत में पटियाला जाना जारी रखूं ताकि मुझे घर की कमी महसूस न हो और घर के वातावरण में आकर सभी सुख-सुविधाएं प्राप्त हो सकें; साथ ही मैं ऐसी वस्तुएं अपने साथ ले जा सकती थी जिनकी पूरी सप्ताह हॉस्टल में जरूरत पड़ेगी।

वास्तव में, शांति मौसी को मेरे एक साथी सहपाठी (बैचमेट) मनीष का पता चला, जो पटियाला का रहने वाला था और जिसके साथ हर सप्ताहांत पर मैं हॉस्टल से आ-जा सकती थी। वह हमारे ही बैच में था, लेकिन उसके विषय अलग थे। हॉस्टल वापस जाने से पहले मेरा उससे परिचय कराया गया। मेरी मौसी के लिए उसके मन में बहुत कृतज्ञता और सम्मान था, क्योंकि वह उस कॉलेज में पढ़ा था, जहां मेरी मौसी प्रिंसिपल थीं। वह बहुत दयालु और ध्यान रखने

वाला था। पहले वर्ष के दौरान उसने पटियाला आने-जाने के दौरान रास्ते में जिस तरह से मेरी देखभाल की उसे भुलाया नहीं जा सकता है।

आखिरकार, वह दिन आ ही गया जब मुझे अपने माता-पिता के साथ कुरुक्षेत्र में अपने हॉस्टल जाने के लिए निकलना था। साधना मौसी, शांति मौसी और मौसाजी ने भारी मन से मुझे विदा किया। मेरा हॉस्टल जाना इसीलिए संभव हो पाया था, क्योंकि उन्होंने मेरी देखभाल अपनी सबसे बड़ी जिम्मेदारी समझ ली थी, जिसे वे अब कॉलेज के अधिकारियों को 'स्थानांतरित' कर रहे थे। जब मैं जाने की तैयारी कर रही थी और सभी से विदा ले रही थी, तो मौसाजी ने एक छोटा लिफाफा मेरे हाथ में थमा दिया। मैंने उसे खोला तो देखा कि उसमें बटरस्कॉच फ्लेवर की टॉफियां थीं। उनकी आंखें नम हो गई थीं, इसलिए वह दूसरी ओर देखने लगे, फिर उन्होंने मुझे आशीर्वाद दिया और घर से बाहर निकल गए। साधना मौसी मेरे पास एक लंबी नोटबुक के आकार का एक छोटा क्लच बैग लेकर आईं। उन्होंने कहा कि मैं अपनी सभी जरूरी चीजें जैसे चीनी, स्नैक्स, आई-कार्ड, बिस्कुट आदि इसमें आराम से रखकर कॉलेज ले जा सकती हूं। (बैग में रखकर किताबें कॉलेज ले जाने चलन नहीं था, क्योंकि सभी हॉस्टल मुख्य भवन से 300-400 मीटर से कम की पैदल दूरी पर थे। अधिकांश छात्र अपने हाथों में ही एक या दो किताबें पकड़े होते थे।)

हम अपने हॉस्टल पहुंचे। मैं अपना सामान लगा रही थी, मेरे पिता कॉलेज में कुलपति, मेरे प्रोफेसर, मुख्य वार्डन और हॉस्टल की वार्डन, आदि जैसे सभी महत्वपूर्ण लोगों के फोन नंबर एकत्र करने की कोशिश कर रहे थे। उनके दो मुख्य लक्ष्य थे — एक तो यह बताना कि मैं एक टी1डी हूं ताकि आपात स्थिति में मेरे साथ व्यवहार करते समय वे इसके बारे में जागरूक रहें। दूसरा, यह जानना कि आपात स्थिति में उन लोगों को क्या करना चाहिए। वह सभी से मिले, उन्होंने बिंदुवार तरीके से हर चीज की टाइप की हुई बुनियादी जानकारी की एक सूची उन्हें दी। (ये वे दिन थे जब ई-मेल करना इतना आम नहीं था)।

जैसे ही फ्रिज आया, मेरी मां ने उसमें सामान रख दिया और अन्य चीजों को मेरे हॉस्टल के कमरे में व्यवस्थित कर दिया। मेरे लिए खाना पकाने और खाना गर्म करने के लिए कुछ बर्तन भी वह लाई थीं। यह तो सुनिश्चित हो गया था कि मैं कभी भूखी नहीं रहूंगी और बीच-बीच में जो बहुत थोड़ा बहुत खाना है, खा सकती हूं। उन्होंने मुझे निर्देश दिया कि कैसे फ्रिज में सामान फिर से भरते रहना होगा।

इसके बाद मेरे कमरे में रहने वाली साथी, दोस्तों और सहपाठियों को मेरी स्थिति के बारे में सूचित करना था और उन्हें इस बात के लिए प्रशिक्षित करना था कि जरूरत पड़ने पर वे मदद कर सकते हैं। आखिरकार, मैं अपने अगले चार साल उनके साथ बिताने वाली थी। इसलिए मेरी मां ने मेरे बैच की सभी लड़कियों को मेरी हालत के बारे में बताने के लिए बुलाया। उन्होंने उन्हें बताया कि इसका पता कैसे चला और पिछले महीने के दौरान अपने आप बिना किसी की मदद के, स्थिति को संभालने के लिए मुझे मधुमेह प्रबंधन पर 'प्रशिक्षित' कैसे किया गया। उन्होंने इस बात पर जोर दिया कि स्थिति को अच्छी तरह से प्रबंधित करने के लिए आसपास के लोगों का प्यार और सहयोग कितना आवश्यक है। सबने आकर मेरी मां से बात की और मुझे गले से लगा लिया। उन्होंने किसी भी जरूरत के समय मेरे साथ रहने का वादा किया।

मेरी दोस्त, नीतू, जो अंबाला की रहने वाली थी, मेरे पास आई और कहा कि उसे यह सुनकर सदमा लगा है। उसने गर्मजोशी से मुझे गले लगाया और मुझसे और मेरी मां से प्यार से बात की जिससे हमें सुकून मिला। हम एक दूसरे को गले लगाकर रोए। हमारी एक अन्य सहपाठी विनीता ने भी मुझे अपनी बांहों में घेर लिया। उस घटना ने हम तीनों को करीब ला दिया। आज भी नीतू और विनीता मेरी सबसे अच्छी दोस्त हैं। वे दोस्त, परामर्शदाता और विश्वासपात्र होने की एक साथ भूमिका निभाती हैं। हम लोगों के बीच बेशक आज शहरों की दूरियां है, लेकिन जरूरत के समय या खुशी के क्षणों में बस एक फोन करना ही काफी होता है और हम सब आपस में जुड़ जाती हैं।

हमने मेरी स्थिति के बारे में कुछ और जानकारी साझा की और नीतू ने मेरी मां को आश्वस्त किया कि वह हर समय मेरे साथ मौजूद रहेगी। मेरी मां ने मेरे कमरे में रहने वाली आकांक्षा को भी और बातों के बारे में बताया। अक्कू बेंगलुरु से थी। वह एक बहुत ही मस्त और प्यारी इंसान थी, और मेरी मां और मुझसे बहुत ही प्यार से मिली।

इस बीच, मेरे पापा ने पास ही बने कॉलेज गेस्ट हाउस में रहने की व्यवस्था की। शाम हो चुकी थी और मेरी मां ने एक बहुत ही महत्वपूर्ण काम करने का फैसला किया। वार्डन से अनुमति ले वह हॉस्टल के मेस में गईं, जहां 120 लड़कियों के लिए रसोई में पांच लोग खाना बनाते थे, जिनमें से दो बहुत महत्वपूर्ण थे, यानी गौर सिंह भैया और मुन्नी आंटी। मेरी मां ने उन्हें बताया कि मुझे कैसे खाना चाहिए होगा—कम ग्लाइसेमिक वाला, कम तेल वाला और वसा की मात्रा कितनी हो, सब बताया। उनकी बात उन्होंने बहुत ध्यान से सुनी।

मुन्नी आंटी ने मेरी मां से कहा, "आप चिंता न करें, मैडम, इसका खाना हमारी ज़िम्मेदारी है। हम इस बात का ख्याल रखेंगे कि यह सही खाना खाए और नियम से खाए।" वह आश्वासन और देखभाल एक बहुत ही जरूरी सहयोग था, खासकर जब यह एक अनिवार्य आवश्यकता थी। हॉस्टल में मेरे स्नातक जीवन के सभी चार वर्षों के लिए, मुन्नी आंटी ने न केवल यह सुनिश्चित किया कि वह मुझे हर महीने विशेष कम ग्लाइसेमिक आटे की रोटियां खिलाएं, वरन मुझे मेस के भोजन कक्ष में प्रवेश करते देख वह अपने हाथों से ताज़ी रोटियां भी बनाकर परोसतीं। *कहते हैं कि भगवान लोगों के दिलों में बसते हैं। ये कृत्य ईश्वर तुल्य नहीं हैं तो और क्या हैं?*

हर जगह से प्यार और सहयोग मिला। मेरे सहपाठी, मेरे वरिष्ठ, वार्डन आंटी या मेस के कर्मचारी, सफाई कर्मचारी, सुरक्षा कर्मचारी, आदि, सभी से। आपके कहने की देर थी और लोग मदद करने के लिए तैयार थे। जो हो रहा था, वह किसी जादू से कम नहीं था। मानो ईश्वर ने मेरे लिए हॉस्टल में रहने और स्नातक करने के लिए सही माहौल बनाने में मदद की, जिसके लिए मैं बहुत मेहनत कर रही थी और

जिसको लेकर मैं बहुत आशान्वित थी। एक बार फिर मेरा इंजीनियर बनने का सपना हकीकत में बदलता नजर आ रहा था।

हॉस्टल में अपनी नई दिनचर्या के साथ दो दिन बीत चुके थे। ऐसा लग रहा था कि सभी चीजें ठीक से हो रही हैं। वार्डन ने मेरी मां को तब तक कुछ और दिनों के लिए मेरे हॉस्टल के कमरे में रहने की अनुमति दी, जब तक उन्हें यकीन न हो जाए कि 'हर चीज सही ढंग से हो रही है!'

इस बीच, मेरे पिता ने अपने एक मित्र और सहपाठी, श्री विजय सब्बरवाल, जो वहीं कुरुक्षेत्र में ही रहते थे, से संपर्क किया। उन्होंने और उनके परिवार ने हमें रात के खाने के लिए आमंत्रित किया और मेरे माता-पिता ने उनके साथ पिछले कुछ दिनों के हमारे सभी अनुभव साझा किए। और इससे पहले कि मैं कुछ समझ पाती, सब्बरवाल अंकल मेरे स्थानीय अभिभावक बन गए। पेशे से पत्रकार, उनका एक पारिवारिक व्यवसाय भी था। उनकी बहुत जान-पहचान थी और बहुत साधन-संपन्न व प्रभावशाली व्यक्ति थे और उनकी एक बहुत ही प्यार करने वाली और हमेशा सबका दिल से स्वागत करने वाली पत्नी थी जिनका व्यक्तित्व सकारात्मक छटा बिखेरता था।

जीवन अपनी गति से चल रहा था। मेरे चारों ओर एक आवरण डाल दिया गया था। एक तरह का सेफ्टी बबल (सुरक्षा कवच)।

मेरे पिता ने मुंबई वापस जाने का फैसला किया, जबकि मेरी मां ने मुझे सहज करने और बेहतर ढंग से सामंजस्य बिठाने में मदद करने के लिए कुछ और दिनों के लिए हॉस्टल में मेरे साथ रहने का फैसला किया।

कोशिश की गई जो जैसा है, उसके अनुसार स्वयं को संभाला जाए, फिर भी जब समय परेशानी लेकर आए तो उसके लिए तैयार रहना जरूरी है।

आज जब मैं बीते दिनों के बारे में सोचती हूं, तो समझ आता है कि मेरे माता-पिता ने मुझे घर से 1500 से ज्यादा किमी दूर हॉस्टल में रहने देते हुए, मुझे अपनी पढ़ाई जारी रखने की अनुमति देने के लिए एक बहुत ही साहसिक कदम उठाया था। सिर्फ इसलिए नहीं कि

यह एक बहुत अच्छा कॉलेज था, मैं हॉस्टल में खुश थी, और इसने मुझे उच्च प्रतिष्ठित संस्थान से इंजीनियर बनने के अपने सपने को पूरा करने में मदद की थी, बल्कि इसलिए भी कि मुझे वहां से हटाने का निर्णय लेने का मतलब होता कि मैं अपनी स्थिति को अपने आप, बिना किसी की मदद के संभालने में 'अक्षम' हूं। इसका मतलब यह होता कि मैं एक सामान्य जीवन जीने के लिए तैयार नहीं हूं और कठिन परिस्थितियों से निपटने के लिए तैयार नहीं हूं, जो मेरे बाकी के जीवन में मेरे व्यक्तित्व और आत्मविश्वास के स्तर को नष्ट कर देता। मैं इससे बच गई।

अपनी पढ़ाई जारी रखने के निर्णय ने मुझे वह व्यक्ति बनाने में बहुत मदद की जो मैं आज हूं। इसने मुझे स्वतंत्र, आत्मविश्वासी, निर्णायक और निडर बना दिया। इस सब ने मुझे बाद में अपने पेशेवर जीवन में मदद की जब मुझे काम के सिलसिले में बहुत ज्यादा यहां-वहां जाना पड़ा या बहुत काम के दबाव को संभालना पड़ा, कठिन प्रोजेक्ट संभालने पड़े, या जीवन में कठिन और तनावपूर्ण स्थितियों का सामना करना पड़ा।

मेरी मां के जाने और दुबारा से अपने जीवन में लौट जाने का समय आ गया था। एक महीने से अधिक का प्रशिक्षण, सहयोग और देखभाल का सिलसिला अब रुक रहा था।

मुझे अपनी करीबी दोस्तों, नीतू और विनीता के रूप में अपना नया मजबूत समर्थन, प्यार और देखभाल करने वाले मिल गए थे। आत्मनिर्भर और स्वतंत्र जीवन जीने का एक नया चरण शुरू हुआ था।

मैंने मदद मांगना और अपने रिश्तेदारों के संपर्क में रहना सीख लिया था। मैंने जीवन की परिस्थितियों से निपटना सीख लिया था। मैं बड़ी हो रही थी! मैं आगे बढ़ने लगी थी और जीवन की नियमित गति के साथ कदम मिलाकर चल रही थी।

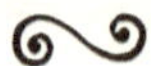

माता-पिता/देखभाल करने वाले के लिए महत्वपूर्ण सीख

1. आरंभ में निर्मित कर लिया गया बच्चे के लिए एक अनुकूल माहौल कई तरह से स्थिति से निपटने में मदद करता है। इससे जल्दी और आसानी से स्थिति की गहनता को समझने और सकारात्मक ढंग से स्वीकार करने में मदद मिलती है।

2. यह एक आश्वासन विकसित करता है कि *'मेरे पास हमेशा मेरी ढाल है'*, और इसलिए सुरक्षा की भावना देता है।

3. एक सुरक्षा कवच (सेफ्टी बबल) बनाने से जरूरत पड़ने पर बिना हिचकिचाए मदद मांगने और एक तैयार प्रणाली बनाने में मदद मिलती है।

4. महत्वपूर्ण रूप से, यह बच्चे को यह समझ देता है कि दुनिया से हालत छिपाने की जरूरत नहीं है। डायबिटीज से ग्रस्त होना, इंसुलिन लेना कोई अपराध नहीं!

5. यह सब बच्चे को यह स्वीकार करने में मदद करता है कि लीन-ऑन सर्कल (ऐसा समूह जिसमें कुछ लोग एक-दूसरे को सहयोग देने के लिए नियमित रूप से मिलते हैं) बनाना एक बहुत ही उपयोगी अवधारणा है। लोग जगह बदल सकते हैं, परिस्थितियां बदल सकती हैं, जीवन में आगे बढ़ सकते हैं और वह आपको नई जगहों पर ले जा सकता है, लेकिन जहां भी कोई भी जाता है, स्वयं के लिए बनाया गया एक लीन-ऑन सर्कल हमेशा बचाव के लिए आ सकता है! परिवार के अलावा जीवन में हमेशा कम से कम पांच लोग होने चाहिए जिनसे आप जरूरत के समय संपर्क कर सकें।

6. उपरोक्त बात, जीवन के प्रत्येक चरण में टी1डी से जूझ रहे लोगों के लिए एकदम सत्य है। जैसे-जैसे स्थिति और परिस्थितियां बदलती हैं, इस घेरे या समूह को बनाने और अधिक बेहतर करने की जरूरत होती है। चाहे वह स्कूल से कॉलेज में जाना हो, हॉस्टल में, कार्य-जीवन में, विवाहित जीवन में, नए स्थान या नए घर में हो।

7. इस सुरक्षा कवच के 4 प्रमुख तत्व हैं:

• आपका परिवार — माता-पिता, भाई-बहन।

• आपका समाज — मित्र, सहपाठी, शिक्षक, मार्गदर्शक, आदि।

• चिकित्सक — मधुमेह रोग विशेषज्ञ, आहार विशेषज्ञ, परामर्शदाता।

• सही जानकारी

"और, जब आप कुछ शिद्दत से पाना चाहते हैं, तो सारा ब्रह्मांड आपको इसे प्राप्त करने में मदद करने के लिए साजिश करता है।"

—पाउलो कोएल्हो

९

सकारात्मक इरादे के साथ मिला प्यार और सहयोग!

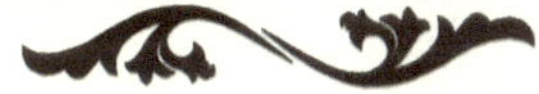

समय बीत रहा था और मैंने हॉस्टल जीवन के साथ अच्छी तरह से सामंजस्य कर लिया था। मेरी दिनचर्या, आहार, व्यायाम आदि के संदर्भ में एक उचित सपोर्ट सिस्टम तैयार हो गया था। वास्तव में, पीछे मुड़कर देखती हूं तो मुझे लगता है कि हॉस्टल में रहना एक सही निर्णय था। यह एक ऐसा जीवन था जो विभिन्न गतिविधियों को करने के लिए एक समय सारणी का पालन करने के मामले में बेहद अनुशासित था। हर पहलू के लिए एक समय निर्धारित था—चाहे वह टेलीविजन देखना हो, भोजन करना हो, बाहर जाना हो, आदि—जिसने मुझे एक अनुशासित जीवन जीने और अपने मधुमेह को अच्छी तरह से नियंत्रित करने में मदद की। इसके अलावा, विशाल परिसर में मेरे लिए चलने या जॉगिंग करने के लिए पर्याप्त जगह थी और इस वजह से मेरी एक्सरसाइज कभी नहीं छूटी।

एक और चीज जिसने मेरी मदद की, वह था हॉस्टल में बनने वाला एकदम पौष्टिक, स्वच्छता का ध्यान रखकर बनाया गया और ताजा भोजन। यह न केवल एक बहुत ही संतुलित आहार था बल्कि इसमें बहुत सारी विविधता भी थी। आहार विशेषज्ञों द्वारा उस आयु वर्ग के छात्रों की पोषण संबंधी जरूरतों को ध्यान में रखते हुए मेन्यू तैयार किया गया था।

लगता था मानो मेरे लिए जीवन में सब कुछ बहुत अच्छी तरह से नियोजित था ताकि यह सुनिश्चित हो सके कि मैं डायबिटीज

प्रबंधन के 4 महत्वपूर्ण पहलुओं का पालन कर सकूं—आहार, इंसुलिन, व्यायाम और जांच-पड़ताल! दो महीने बीत चुके थे और सब कुछ योजना के अनुसार चल रहा था।

एक दिन, दोपहर में जब जियोलॉजी का लेक्चर चल रहा था, मुझे थोड़ी बेचैनी महसूस होने लगी। असहज सा महसूस कर रही थी मैं। शायद मेरे शूगर का स्तर कम हो गया था। मैंने झट से अपने क्लच बैग से चीनी और कुछ टॉफियों निकालीं और मुंह में डाल लिया। अचानक, मुझे बहुत कमज़ोरी महसूस हुई और मेरी एक सहपाठी शिखा ने मुझे हॉस्टल वापस जाने में मदद की। उसने तुरंत वार्डन को भी सूचित किया और इससे पहले कि मैं समझ पाती कि क्या हो रहा है, अपने कमरे में बिस्तर पर लेटते ही मेरे कई सहपाठियों ने मुझे घेर लिया। विनीता के साथ नीतू अपनी क्लास से भागती हुई आई। वे दोनों बहुत चिंतित दिख रही थीं। विनीता शांत प्रकृति की थी। वह चुपचाप मेरे पास आकर बैठ गई और मेरे बालों को सहलाने लगी। मुझे अब बेहतर महसूस हो रहा था। इसी बीच वार्डन भी आ गईं। वह बेहद चिंतित थीं। मैंने उन्हें समझाया कि मुझे 'हाइपोग्लाइसीमिया' है जिसमें शूगर का स्तर गिर जाता है। उन्होंने बताया कि मेरे माता-पिता ने उन्हें इसके बारे में जानकारी दी थी। वह तब तक वहीं रहीं जब तक मैं पूरी तरह से ठीक नहीं हो गई और फिर चली गईं।

मुझे यह सोचकर बहुत बुरा लगा कि पूरा हॉस्टल या शायद कॉलेज भी इस बारे में जान गया था। मैं रोने लगी। नीतू और विनीता मुझे संभालने लगीं। उन्होंने मुझे समझाया कि लोगों के लिए यह जानना अच्छा ही है। उन्होंने मुझे आश्वस्त किया कि इसमें परेशानी वाली कोई बात नहीं है। मैं नाहक ही ऐसा सोच रही हूं। विनीता ने कहा कि वह मेरे कमरे में ही सोएगी। जल्दी ही, मैं उस शर्मिंदगी की भावना से उबर गई और बेहतर महसूस करने लगी।

कुछ दिन बीत गए और फिर मेरे माता-पिता का फोन आया। कॉलेज के अधिकारियों ने उन्हें हाइपोग्लाइसीमिया प्रकरण के बारे में एक टेलीग्राम भेजा था। वे मेरे बारे में चिंतित थे, लेकिन मैंने उन्हें आश्वासन दिया कि कोई गंभीर बात नहीं थी, लेकिन हो सकता है

क्योंकि ऐसा क्लास में पहली बार हुआ था, इसलिए कर्मचारी और अधिकारी घबरा गए थे। इसलिए उन्होंने टेलीग्राम भेज दिया। मेरे माता-पिता ने फोन पर वार्डन से कहा कि ऐसा अकसर होने वाली बात है, जिसे ज्यादातर मौकों पर मैं अपने आप संभालने में सक्षम हूं। इसका एकमात्र उपाय चीनी या ग्लूकोज है। वार्डन ने राहत महसूस की और जीवन सामान्य हो गया। हालांकि, इस दौरान मेरी मुख्य चिंता यह थी कि 'अगर कॉलेज के अधिकारियों मुझे कोर्स छोड़ने और वापस जाने के लिए कहा तो क्या होगा?'

उस दिन रविवार था और मैं उस दिन ही कपड़े धोती थी। मैं अपने कपड़े धो चुकी थी और कपड़ों को सुखाने के लिए फैला ही रही थी जब सुरक्षा गार्ड, जो एक महिला थीं, ने मुझे सूचित किया कि वार्डन मुझसे मिलने आना चाहती हैं। मैंने उनसे बैठने का आग्रह किया। लेकिन वह खड़ी रहीं और कठोर स्वर में बोलीं, "मैं आपके माता-पिता से बात करना चाहती हूं। क्या अभी उन्हें फोन कर सकते हैं?" मैं थोड़ा हैरान हुई और साथ ही घबरा भी गई। उन्होंने मुझे अपने ऑफिस आने और मुंबई में अपने घर का नंबर मिलाने के लिए कहा। मैं तुरंत उनके साथ उनके ऑफिस गई और नंबर मिलाया। जब घंटी बजी तो मैंने रिसीवर उन्हें पकड़ा दिया। उन्होंने मेरे माता-पिता से सामान्य बातों से शुरुआत की, लेकिन मैं कल्पना कर सकती थी कि वह फोन आने पर वे कैसा महसूस कर रहे होंगे अवश्य ही घबरा गए होंगे और मन में तरह-तरह के सवाल उठ रहे होंगे। उस आधे मिनट में मेरे दिमाग में हजारों विचार दौड़ गए थे।

क्या वे चाहते हैं कि मैं यहां से हमेशा के लिए चली जाऊं?

क्या कॉलेज मुझे अपना कोर्स पूरा नहीं करने देगा?

अगर ऐसा कोई नियम हुआ कि मधुमेह रोगियों को इंजीनियरिंग करने की अनुमति नहीं है, तो क्या होगा?

फिर वार्डन ने मेरे माता-पिता से मेरे स्वास्थ्य की स्थिति के बारे में बात की और मेरे यहां अकेले हॉस्टल में रहने के बारे में चिंता व्यक्त की। मेरे माता-पिता अवश्य ही उनकी बातों को चुपचाप सुन रहे होंगे क्योंकि वार्डन बिना रुके अपनी बात कह रही थीं। मैं वार्डन

की बात सुन रही थी जो मां से कह रही थीं कि, "मेरा एक सुझाव है। मैं चाहती हूं कि आप जब चाहें बेझिझक होकर गीतिका के साथ यहां हॉस्टल में रहें। ऐसा नहीं है कि मुझे इस बात का भरोसा नहीं है कि वह सब कुछ संभालने की क्षमता रखती है, लेकिन अगर आपको लगता है कि इससे आपको कुछ सुकून मिलेगा, तो मुझे कोई दिक्कत नहीं है। मैंने इस मामले में अपने चीफ वार्डन से भी चर्चा की है और वह भी इस सुझाव से खुश हैं।

मुझे विश्वास ही नहीं हो रहा था।

क्या वह सुझाव दे रही थीं कि मैं अपनी पढ़ाई जारी रख सकती हूं?

क्या ऐसा था कि वह मेरे लिए सुरक्षा कवच की एक और परत बना रही थीं?

मैंने राहत महसूस की, लेकिन फिर भी मैंने जो सुना था उस पर विश्वास नहीं कर पा रही थी।

उन्होंने यह कहकर फोन रख दिया कि यह केवल एक सुझाव था और मुझे अकेले रहने देना भी ठीक है। मैंने उन्हें धन्यवाद कहा और तुरंत अपने माता-पिता से अकेले में बात करने के लिए पीसीओ से उन्हें फोन किया।

उन्होंने पूछा के सब कैसा चल रहा है और पढ़ाई और कॉलेज जाने के साथ-साथ मैं अपनी स्थिति को अपने दम पर संभालने के लिए कितना आश्वस्त महसूस कर रही हूं। वे यह सुनकर खुश हुए कि मुझे आत्मविश्वास है कि मैं सब संभाल लूंगी।

फिर, कुछ दिनों के बाद, मुझे अपने माता-पिता का फोन आया। हमने आम बातें की और फिर मुझे कुछ सुझाव भी दिए गए कि मैं कैसे नियमित रूप से पटियाला जा सकती हूं। मुझे यकीन है कि वह यह सुनिश्चित करना चाहते थे कोई ऐसा व्यक्ति हो जो मेरी शारीरिक और मानसिक स्वास्थ्य स्थिति पर बारीकी से नज़र रख सके। पटियाला जाना वैसे भी आनंददायक होता था और मैं अपनी मौसियों, अपने मौसाजी और अपने कुछ दोस्तों से मिलने के लिए, जो मैंने अपने मौसी के दोस्तों में से ही बनाए थे, हमेशा उत्सुक रहती

थी। इसने मुझे लैब में बिना देर लगे टेस्ट करवाने या यह सुनिश्चित करने में भी मदद की कि मेरी मौसी मेरी रीडिंग देख सकें कि सब कैसा चल रहा है।

साथ ही, जब मैं हॉस्टल में होती थी, मैं अपने दो महत्वपूर्ण स्तंभों, एक्सरसाइज और बराबर जांच करते रहने पर थोड़ा अधिक ध्यान देती। वास्तव में, मेरी दोस्त नीतू यह सुनिश्चित करती थी कि हम रोजाना एक साथ एक्सरसाइज करें। वह न केवल मेरे साथ एक्सरसाइज करती थी, बल्कि अपने बेबाक हास्य और चुटकुलों से इस समय को दिलचस्प भी बना देती थी। यह एक ऐसा समय था जिसे हम एक साथ बिताने के लिए उत्सुक रहते थे। साथ ही, यह एक ऐसा समय था जब हमने दिन भर की घटनाओं जैसे, उबाऊ या रोमांचक चीजें, प्रोफेसर, लड़के, दिलचस्प किस्सों और निश्चित रूप से, किसी के प्रति हो गए अपने लगाव को भी एक-दूसरे के साथ साझा करते थे। हम बेस्ट फ्रेंड्स फॉरएवर थे, जैसे कि आज के समय में घनिष्ठ मित्र को कहा जाता है!

हाइपोग्लाइसीमिया का एक और ऐसा प्रसंग मेरी स्मृति में अंकित है जो साझा करने योग्य है। हमारे कॉलेज ने वडाली बंधु, जाने-माने सूफी गायकों को अपनी प्रस्तुति देने के लिए आमंत्रित किया था। यह कार्यक्रम शाम को होना था। हम सब खुले सभागार में एकत्र हुए थे जो कि लड़कों के हॉस्टल के पास स्थित था। जब कार्यक्रम शुरू हुआ और दर्शक उनके गीतों पर थिरकने लगे, और हमें भी समय का ध्यान ही नहीं रहा। हम सब, मेरी दोस्त नीतू, विनीता और दो लड़के, नितिन ढींगरा (जिसे मैं ढींगू कहती थी) और तारिक अंजुम, एक साथ बैठकर प्रस्तुति का आनंद ले रहे थे। मैं अपनी घड़ी की ओर बीच-बीच में देखती जा रही थी और अपने बैग में रखे सारे बिस्किट खा चुकी थी। मैंने देखा कि जब मैं बिस्किट खा रही थी तब ढींगू मुझ पर नजर रख रहा था। कुछ देर बाद, मुझे एहसास हुआ कि मेरे रात के खाने का समय निकल गया है और मेरा शूगर का स्तर कम हो रहा था। मुझे पसीना आने लगा और मैंने ढींगू की ओर देखा। मेरे चेहरे से पसीना धार बनकर बह रहा था। मेरी आंखों में एक निवेदन था जिसे उसने

तुरंत समझ लिया और मुझसे पूछा, "क्या शूगर कम हो गई है? क्या मैं चीनी लेकर आऊं?" मैंने सिर हिलाया और वह लगभग 400 मीटर की दूरी पर स्थित मेस की ओर भागा, उसने अपना हाथ उस बोरे में डाला जिसमें चीनी रखी थी, और मेरे लिए एक मुट्ठी भर चीनी ले आया। "क्या यह काफी है?" उसने घबराए हुए स्वर में पूछा। बिना कोई जवाब दिए मैंने झट से मुंह में चीनी भर ली। कुछ क्षण बाद ही मैं बेहतर महसूस करने लगी। मैंने उसे धन्यवाद दिया। मैं आश्वस्त और खुश महसूस कर रही थी, क्योंकि इस घटना ने मेरे सुरक्षा कवच के प्रति मेरे विश्वास को और मजबूत कर दिया था!

अपनी मां से जब फोन पर बात हुई तो उन्होंने कहा कि वह मेरी परीक्षा के दौरान वहां आ सकती हैं और कुछ दिन मेरे साथ हॉस्टल में बिता सकती हैं। इस तरह मुझे मानसिक रूप से सहारा मिलेगा और मैं अपनी पढ़ाई पर ध्यान दे सकूंगी। मैंने नीतू और विनीता के साथ इस पर चर्चा की और उन्होंने इस बात के लिए हामी भरी। उन्हें लगा कि इस तरह मुझे अधिक आराम मिल जाएगा। मुझे भी लगा कि इससे अच्छा और क्या होगा—मां और दोस्तों के साथ हॉस्टल जीवन। ऐसा विरला संयोजन सबको कहां नसीब होता है!

ऐसा अकसर होने लगा। मेरी मां नियमित रूप से परीक्षा के दौरान कुछ दिनों के लिए वहां आ जाती थीं। वार्डन ने हमें बहुत सहयोग दिया और पूछती रहतीं कि मेरी मां को किसी चीज की जरूरत तो नहीं है। परीक्षा समाप्त होने के बाद, हम एक साथ मुंबई चले जाते थे। मुंबई में मेरे परिवार के लिए भी यह किसी कठिन संघर्ष से कम न था। मेरा भाई ग्रेजुएशन कर रहा था और मेरे पिता की एक वैज्ञानिक के रूप में पूर्णकालिक सरकारी नौकरी थी। लेकिन जब मेरी मां मुझसे मिलने आतीं तो घर चलाने का भार उन दोनों पर ही आ जाता। चाहे फिर वह खाना बनाना हो, सफाई करनी हो, या बस रोजमर्रा के छोटे-छोटे काम करना हो। मेरे पिता और भाई, आशीष, दोनों मिलकर सब काम करते थे। उन्होंने ऐसा मेरी खातिर किया। यह सब वे खुशी से और बिना किसी शिकायत के करते थे।

मेरे हॉस्टल से लगभग 100 किमी दूर पंजाब में खन्ना शहर था। यह मेरे पिता का गृहनगर है। मेरी दादी, जिन्हें प्यार से हम बीजी कहते हैं, उनका स्वास्थ्य ठीक न होने के बावजूद, महीने में एक बार मुझसे मिलने के लिए हॉस्टल आने का निर्णय किया। मैं सोचती कि सिर्फ मेरी एक झलक पाने के लिए वह कितना कष्ट उठाती हैं, कितना धैर्य रखती हैं। मैं एक 'सामान्य जीवन' जी रही हूं, यह देखकर उन्हें बहुत संतुष्टि होती थी। वह मेरे साथ एक या दो घंटे बिताकर, कुछ हंसी-मजाक कर खन्ना वापस चली जातीं। उन्हें आने-जाने में कम से कम सात घंटे लगते थे, और उस दूरी को वह हर बार अकेले अपने दम सफर करती थीं। वह एक मजबूत और हिम्मत वाली महिला थीं, लेकिन 70 वर्ष की आयु में उनके लिए यह आसान नहीं था। मैं उनके आने और साथ समय बिताने का बेसब्री से इंतजार करती थी। वह मुझे अपने गुरुजी का प्रसाद देते हुए आशीर्वाद देतीं और मुझे कसकर गले लगा लेतीं। हम साथ बैठकर चाय पीते, जिसे हम दोनों के लिए मैं कमरे में बनाती थी, दोपहर का भोजन एक साथ करते, जिसे बीजी अपने हाथों से पकाती थीं। जब वह जाने लगतीं तो मेरे हाथ में कुछ पैसे थमा देतीं मेरे जेब खर्च के लिए और हमेशा सलाह देती थीं कि इन्हें 'फलों और सलाद' पर बुद्धिमानी से खर्च करना, न कि 'चॉकलेट' पर। यह उनका मेरा ध्यान रखने और अपना प्यार और स्नेह लुटाने का तरीका था। वह जब भी आतीं, मेरे वे दिन उनके आशीर्वाद और प्यार से ओत-प्रोत हो जाते। यह सिलसिला तब तक कायम रहा जब तक कि वह मेरे अंतिम सेमेस्टर में हमें हमेशा के लिए छोड़कर नहीं चली गईं।

पंजाब के विभिन्न हिस्सों में रहने वाली मेरी सभी बुआ अपने व्यस्त जीवन से समय निकालकर किसी न किसी बहाने हॉस्टल में मुझसे मिलने आती थीं। वे मुझे अपना प्यार देतीं, मेरे लिए घर का बना खाना लातीं, और मेरे साथ कुछ खुशी के पल साझा करतीं। घर वापस पहुंचकर, वे मुंबई में मेरे माता-पिता के साथ मुझसे हुई मुलाकात के बारे में बतातीं। इससे सभी को काफी सुकून मिलता।

परिवार में सभी ने यह सुनिश्चित करने के लिए अपने-अपने तरीके से योगदान दिया कि, 'वे एक सामान्य जीवन जीने में मुझे कैसे सहयोग दे सकते हैं। 'वे ये कैसे सुनिश्चित कर सकते हैं कि उनसे दूर होते हुए भी मुझे यह एहसास हो वह सदा मेरे साथ हैं।''मैं सुरक्षा, स्वतंत्रता और आत्मविश्वास की एक सुदृढ़ भावना के साथ एक व्यक्ति के रूप में कैसे बड़ी हो सकती हूं।'

मेरे पूरे परिवार और कई अन्य लोगों को इस बात के लिए बहुत संघर्ष करना पड़ा कि मैं अपना कोर्स पूरा कर पाऊं और एक इंजीनियर के रूप में सफलतापूर्वक मुंबई लौट सकूं। मेरे हॉस्टल के दिनों में जिन्होंने मेरी मदद की या जिन्होंने मेरे जीवन में खुशियां भरीं, उन सभी की मैं आभारी हूं।

~

माता-पिता/देखभाल करने वाले के लिए महत्वपूर्ण सीख

1. आसानी से उपलब्ध लोग जिनसे आप परिचित हैं, उनसे जुड़कर एक मजबूत मधुमेह सहायता टीम बनाने की जरूरत है। व्यावहारिक रूप से, संकट में मदद देने के लिए आपके परिवार के लोग हमेशा मौजूद नहीं हो सकते हैं। सभी चीजें सही ढंग से चलती रहें, इसके लिए दूसरे सपोर्ट सिस्टम की जरूरत होती है।

2. खुद का सुरक्षा कवच बनाने से मदद मिलती है, क्योंकि जरूरत के समय (जो हमेशा संकट नहीं हो सकता है) उन तक पहुंचने में फिर हिचकिचाहट नहीं होगी।

3. याद रखें, सुरक्षा कवच सहजता महसूस करने से अलग बात है— सहजता के विपरीत, सुरक्षा कवच आपको चुनौतियों का सामना करने में सक्षम बनाता है। आपको यह पता होता है कि यदि आप गिरते हैं, तो आपको संभालने के लिए, आपको प्रोत्साहित करने के लिए काफी लोग हैं।

4. हर समय सकारात्मक इरादा प्रदर्शित करना महत्वपूर्ण है। लोग इसे समझते हैं, इससे जुड़ते हैं और बिना किसी स्वार्थ या शर्त के आपकी मदद करने लगते हैं। वे आपकी लड़ाई से आपकी पहचान कराते हैं और चाहते हैं कि आप जीतें!

"एक ही समय में दो या अधिक महत्वपूर्ण कामों को करते रहने की कोशिश करने की कला को जगलिंग कहा जाता है।"

—रोनाल्ड ग्राहम, गणितज्ञ

10

एक साथ कई चीजों का सामना करने की कला सीखना!

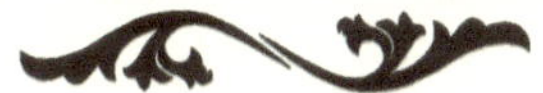

जीवन सुचारु रूप से चल रहा था। जैसा कि तय था, मेरी मां प्रत्येक परीक्षा सत्र के दौरान मेरे साथ रहने के लिए आती थीं, ताकि वह देख सकें कि सब कुछ सही ढंग से चल रहा है या नहीं। इसलिए, मैं फर्स्ट टर्म की परीक्षाओं को भी देने का प्रयास कर सकती थी, जिन्हें मैं दे नहीं पाई थी।

प्रत्येक परीक्षा के बाद छुट्टियों के दौरान मैं मुंबई जाती थी। हॉस्टल से जब मैं पहली बार मुंबई गई तो वे छुट्टियां काफी अलग थीं। मैं अपने भाई को देखने के लिए तरस रही थी, जिसे मैंने लगभग पांच महीनों से नहीं देखा था। हमारे बीच बहुत मधुर संबंध हैं और वह मेरे आने का इंतजार कर रहे थे।

मैं महसूस कर पा रही थी मैं जितने दिन वहां रही, उन्होंने मुझे खुश रखने की हर संभव कोशिश की। वह मुझे शहर घुमाने ले गए, हमने साथ में फिल्में देखीं और खूब खरीदारी की। वह चाहते थे हम एक साथ कुछ बेहतरीन समय बिताएं और उस दौरान उन्होंने मेरी जीवनशैली में आए बदलाव के बारे में बहुत कुछ जाना। वह एक ऐसे व्यक्ति हैं जिनके साथ मैं सभी संभावित चिंताओं और समस्याओं को साझा करने में बेहद सहज महसूस करती थी। फिर चाहे वह लंबे समय तक चल पाने में असमर्थता महसूस करना हो या भूख लगना या थकान महसूस करना हो, या बिना वजह चिड़चिड़ाहट का अनुभव होना हो। उन्होंने खुशी-खुशी यह ध्यान रखा कि हर बात का हल

निकाला जाए। हमारा बंधन और ज्यादा सुदृढ़ हो गया। वह रात में कई बार उठते और आकर देखते कि मैं ठीक से सो रही हूं या नहीं। एक रात हाइपोग्लाइसीमिया की शिकायत होने पर उनकी चिंता देख मेरा दिल भर आया। जैसे ही मैंने उन्हें कहते हुए जगाया कि मेरी शूगर कम हो रही है, वह बिस्तर से झट से उठे और चीनी लाकर मुझे दे दी। यहां तक कि वह मेरे साथ अगले 10-12 मिनट तक यह देखने के लिए बैठे रहे कि मैं ठीक महसूस कर रही हूं कि नहीं। जब मैंने कहा की मुझे बहुत कमजोरी महसूस हो रही है, तो वह दौड़ कर रसोई में गए और मेरे लिए कुछ बादाम लाए। "इन्हें खा लो, तुम बेहतर महसूस करोगी। इनसे तुम्हें ताकत मिलेगी," उन्होंने कहा। मैं बहुत अभिभूत हो गई थी और न केवल यह लगा कि मेरा बहुत लाड़ किया जा रहा है, वह मेरा बहुत ज्यादा ख्याल भी रख रहे थे। मैं उनके रूप में अपने लिए पूरे जीवन एक मजबूत सुरक्षा कवच को देख सकती थी।

जब मैं पहली बार मुंबई गई थी तो सबसे बड़ा कार्य चिकित्सा से जुड़ा था। मुझे विशेषज्ञों और चिकित्सकों से मिलवाना जरूरी था। मेरे पिता एक सरकारी तंत्र में काम करते थे और हमें चिकित्सा सुविधा मिलती थी जिसका लाभ हम उच्च स्तर के अस्पतालों में उठा सकते थे। मेरे पिता ने एक मधुमेह रोग विशेषज्ञ से समय लिया। अस्पताल के ओपीडी विभाग में जाकर हम अपनी बारी आने का इंतजार करने लगे। उस दिन वहां जो भीड़ देखी थी, वह आज तक याद है। हो सकता है हमेशा इतनी ही भीड़ रहती हो।

हम सुबह करीब साढ़े नौ बजे पहुंच गए थे, लेकिन हमें समय काफी बाद का दिया गया था। एक घंटे बाद, लगभग साढ़े दस बजे, मुझे कुछ बेचैनी महसूस होने लगी। मुझे विशेष रूप से वह अत्यंत कर्मठ रिसेप्शनिस्ट याद है जिसने बहुत ही रूक्षता और तेज स्वर में हमसे बात की थी। वर्षों से अलग-अलग तरह की बीमारियों के विभिन्न रोगियों के संपर्क में रहने से वह कठोर बन गई थी और ऐसा लग रहा था कि वह अपनी सारी संवेदनशीलता खो चुकी है।

लगभग पंद्रह मिनट बाद, मुझे थोड़ी भूख लगी और थोड़ी शूगर भी कम हो गई। मैंने कुछ नाश्ता खाया तो बेहतर महसूस करने लगी। मेरे पिता रिसेप्शनिस्ट के पास गए, उसे मेरी दशा के बारे में समझाया, और हमारा नंबर कितनी देर में आएगा, यह पता लगाने का अनुरोध किया। जैसे ही उसने यह सब सुना, तो स्पष्ट रूप से वह कठोर महिला पिघल गई थी। उसमें व्यवहार में बदलाव आया और उसने तुरंत मेरी फाइल ली और मुझे साथ लेकर डॉक्टर के केबिन में गई और मुझे बैठने के लिए एक स्टूल भी दिया। फिर उसने मुझसे कहा कि मैं आगे जा सकती हूं। दरवाजे के बाहर लगे बोर्ड पर लिखा था, डॉ. कुलकर्णी, एमडी डायबेटोलॉजिस्ट। मेरा नाम पुकारा गया और जैसे ही मैं अंदर गई, मैंने एक खूबसूरत महिला को कुर्सी पर बैठे देखा। वह मुस्कराई। मैं भी उन्हें देख मुस्कराई। मुझे लगता है कि मैं काफी घबराई हुई लग रही थी, क्योंकि वह उठीं और मेरे पास आईं। उन्होंने मेरे बारे में धैर्यपूर्वक मेरे पापा की बात सुनी और उस आश्चर्य को छिपाने की पूरी कोशिश की जो पापा की बातें सुन उन्हें हो रहा था। मैं उनके लिए, डॉक्टरी पेशे में पढ़ी जाने वाली पाठ्यपुस्तक में वर्णित किसी मरीज की केस हिस्ट्री में से एक थी। ऐसा नहीं है कि उन्होंने टी1डी बच्चे नहीं देखे थे, लेकिन यहां मैं थी, न तो मैं एक बच्ची थी और न ही वयस्क, बल्कि एक किशोरी उसके सामने बैठी थी जो उसके अगले 'निर्देशों' की प्रतीक्षा कर रही थी। वह उन दुर्लभ डॉक्टरों में से एक थीं जिनसे शायद मैं पहली बार ही मिल रही थी। धैर्य, ममता की उष्मा और बात करते हुए मजाक करने की शैली का संयोजित रूप थीं। उनके साथ तुरंत ही मेरा एक जुड़ाव विकसित हो गया। हमने शुरू में मेरे हॉस्टल जीवन के बारे में कुछ बुनियादी बातें कीं, लेकिन मैं धीरे-धीरे उनके साथ सहज हो गई और उनसे बहुत खुलकर बात की। उनके मजाक से मेरे अंदर की बेचैनी कम हो गई और हम केबिन से बाहर निकल आए। उन्होंने कुछ टेस्ट लिखे और यह भी बताया कि मुझे क्या-क्या करना चाहिए। अगले कुछ दिनों में मैंने सारे टेस्ट करवा लिए। एक बात पक्की थी। चाहे मैं अस्पताल के जिस भी चिकित्सा विभाग में गई, सभी जगह मेरा खास ध्यान रखा गया। इस बात ने मेरे विश्वास

को पुष्ट किया कि कोई न कोई कहीं हर समय मेरी देखभाल कर रहा है!

मेरे पिता ने ज्यूवेनाइल डायबिटीज फाउंडेशन (जेडीएफ) नामक एक संगठन के बारे में भी पता लगाया (जिसे अब हम एक 'बड़ा, फैला हुआ परिवार' कहते हैं)। जिसे मुंबई के कुछ डॉक्टरों ने मिलकर एक परोपकारी प्रयास के रूप में शुरू किया था। टी1डी बच्चों और उनके माता-पिता का मार्गदर्शन करने, समय-समय पर उन्हें सहयोग देने, प्यार और देखभाल करने और जागरूकता पैदा करने के उद्देश्य से इसे शुरू किया गया था। इसके मुख्य संस्थापक थे डॉ.वी.एस. के अजगांवकर, जिन्हें सभी प्यार से 'अब्बा' कहते हैं। कुछ अन्य डॉक्टर जिनके नाम मुझे याद हैं, वे थे डॉ.अस्पी ईरानी, डॉ.दीपक दलाल, और कई अन्य। वे नियमित रूप से मासिक सहयोग बैठकें और जागरूकता शिविर आयोजित करते थे। उन्होंने मुंबई के बाहर वार्षिक शीतकालीन शिविर भी आयोजित किए, जहां डॉक्टरों और कुछ स्वयंसेवकों की टीम ने स्वयं व्यवस्था की, खुद वहां उपस्थित रहे और यह सुनिश्चित किया कि वे 'मधुमेह के साथ जीवन कैसे गुजारें' पर सभी को लाइव प्रशिक्षण दें। ऐसे समय में जब इंटरनेट नहीं था, सोशल मीडिया नहीं था, उनके बहुत समर्थक थे। जब मैं उस संगठन से जुड़ी, तो पूरे महाराष्ट्र में उनके साथ 600 से अधिक परिवार जुड़े हुए थे। उन्होंने सभी के बीच केवल एक ही उद्देश्य के साथ एक आंदोलन शुरू किया — जागरूकता कैसे पैदा की जाए और कैसे प्रभावित परिवारों के बीच टी1डी से जुड़ी भ्रामक धारणा को दूर किया जाए। समर्पण ऐसा था जिसके बारे में पहले किसी ने नहीं सुना था, दिया जाने वाला प्यार और देखभाल अकल्पनीय थी और किए गए प्रयास पूरी तरह से निस्वार्थ थे। लोगों की एक बहुत ही निराली टीम एक साथ जुड़ी थी और वे नियमित रूप से अपना गान, *हम होंगे कामयाब, एक दिन* को जपते थे!

पहले शिविर में मैं अपने पिता के साथ सम्मिलित हुई और तब मेरे रोंगटे खड़े हो गए। मुझे यह देखकर आश्चर्य हुआ कि न केवल चिकित्सा स्थिति का प्रबंधन करने में, बल्कि यह भी सुनिश्चित करने

के लिए कि इसे प्यार से कैसे संभाला जा सकता है, बड़ी संख्या में लोगों को प्रशिक्षित किया जा रहा है। अब्बा खुद छोटे-छोटे बच्चों को गोद में उठाकर परिवारों को आश्वस्त करते थे। वह एक जीती-जागती कहानी की तरह थे। दुर्भाग्य से, हमने अगस्त, 2020 में इस सच्चे, निष्ठावान व्यक्ति को खो दिया। लेकिन उनके मूल्य, सिद्धांत और प्यार हमारे दिलों में अभी भी है। जेडीएफ के किसी भी सदस्य से पूछें, उसके लिए अब्बा 'धर्मनिष्ठ' इंसान की तरह थे। मैं इस प्रयास से इतना प्रभावित हुई कि जेडीएफ ने मेरे दिल में एक खास जगह बना ली। (मैं वर्षों से उसके संपर्क में हूं और उनके प्रशिक्षण और विशेष शिविरों के माध्यम से, जिन्हें वे समय-समय पर आयोजित करते रहते हैं, सीखती रहती हूं।

समय बीतता गया और मेरी छुट्टियां खत्म हो गईं। हॉस्टल वापस जाने और नए शैक्षणिक वर्ष के शुरू करने का समय आ गया था। ट्रेन से मुंबई से कुरुक्षेत्र पहुंचने में लगभग 24 घंटे लगते थे। यह चुनौतीपूर्ण हो सकता था, लेकिन कॉलेज में मेरे साथ चार-पांच लड़के भी पढ़ते थे जो मुंबई के थे और उन्होंने यह सुनिश्चित किया कि यात्रा के दौरान मुझे कभी किसी कठिनाई का सामना न करना पड़े। मेरे लिए सबसे जरूरी था अपने इंसुलिन को ठंडे स्थान (कोल्ड चेन) में रखने की व्यवस्था बनाए रखना। मुंबई से मैं बर्फ की एक बाल्टी लेकर चली थी, लेकिन वह बर्फ शायद ही दिल्ली तक टिकती, खासकर भीषण गर्मी के मौसम में। वास्तव में, विभिन्न यात्राओं के दौरान हमने जाना कि रेलवे पेंट्री से भी बर्फ प्राप्त की जा सकती है। मैं जब भी कुरुक्षेत्र से मुंबई आती तो मेरे साथ आने वाले लड़कों पर न केवल पेंट्री से बर्फ लाने की जिम्मेदारी आ जाती, बल्कि समय बिताने की उनकी यह एक मज़ेदार गतिविधि भी बन गई थी।

जैसा कि कहा जाता है, ऐसा लगा जैसे कॉलेज के दौरान जीवन के हर पहलू में मुझे सहयोग मिले, यह सुनिश्चित करने के लिए पूरा ब्रह्मांड अथक प्रयास कर रहा था।

मेरे जीवन में असंख्य लोग — चाहे वह मेरा परिवार हो, रिश्तेदार हों, सहपाठी हों, हॉस्टल के साथी हों, कैंटीन के कर्मचारी हों, दोस्त

हों, प्रोफेसर हों, कॉलेज के अधिकारी हों, वार्डन हों, मुंबई या पटियाला में मधुमेह रोग विशेषज्ञ हों, निदान केंद्रों और औषधालयों के लोग हो, उन्होंने मधुमेह प्रबंधन के प्रमुख 4 स्तंभों— आहार, इंसुलिन, व्यायाम, जांड-पड़ताल — की नींव रखने में मेरी मदद की।

इन चारों को जीवन में उतारने के लिए वास्तव में बहुत संघर्ष करना पड़ा। कभी-कभी, जब मैं एक पर ध्यान केंद्रित करने की कोशिश करती, तो दूसरा गड़बड़ा जाता। यदि मैं व्यायाम पर ध्यान केंद्रित करती, तो मेरी शूगर ऊपर-नीचे हो जाती या यदि मैं सही भोजन करते हुए अतिरिक्त सावधानी बरतने की कोशिश करती, तो समय या मात्रा गलत हो जाती। यह एक सतत होते रहने वाली प्रक्रिया थी। सच कहूं तो अपने 27 साल से डायबिटीज से ग्रस्त होने के दौरान हुआ है और आज तक होता आ रहा है। यह उस साइकिल को संतुलित करने जैसा है जो यातायात और गड्ढों वाली सड़क पर कभी भी सुचारु रूप से नहीं चलती है। हर समय संतुलन स्थापित करने के लिए बेहद सावधान रहने की जरूरत होती है। मधुमेह प्रबंधन इस संतुलनकारी कार्य के समान ही है। हालांकि, समय के साथ, व्यक्ति स्व-चालित स्थिति में आ जाता है और संपूर्ण प्रबंधन करना बड़े होते टी1डी बच्चे को बहुत स्वाभाविक रूप से आ जाता है। जरूरी है इस बात से अवगत रहना कि कौन सा पहलू छूट रहा है और फिर उसे जल्दी से कैसे ठीक करें।

मैं इस साइकिल की सवारी करती रही और चार साल गुजर गए। ये साल घनिष्ठ दोस्त बनाने, प्यार करने वाले रिश्तेदारों के साथ बंधन मजबूत करने, उतार-चढ़ाव, हंसी, आंसू, और जीवन के कुछ सबक जो आज तक मेरे साथ हैं, से युक्त थे।

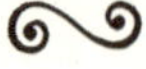

माता-पिता/देखभाल करने वाले के लिए महत्वपूर्ण सीख

1. मधुमेह प्रबंधन में एक महत्वपूर्ण पहलू यह है कि इस बात का ध्यान रखा जाए कि सभी 4 स्तंभों का पालन किया जा रहा है कि नहीं, जो आमतौर पर एक अत्यंत अनुशासित जीवन शैली अपनाने से आता है।

2. शूगर का स्तर संतुलित तभी होता है जब चार स्तंभों के बीच एक अच्छा संतुलन स्थापित हो। इस संतुलन को पाने के लिए अकसर बहुत सावधानी और अभ्यास की आवश्यकता होती है। कोई एक ठीक रहा तो दूसरा बिगड़ सकता है, लेकिन उस संतुलन को कायम रखने के लिए प्रयास करते रहने की जरूरत है।

3. मांगो और वह दिया जाएगा! कभी-कभी, केवल संबंधों, दोस्तों और अपने आसपास के लोगों की क्षमता के बारे में महज पता लगाने की जरूरत होती है। मदद, सहानुभूति और सहायता अपने आप मिलने लगती है।

"यदि आप हमेशा वही करते हैं जो आसान है और ऐसा रास्ता चुनते हैं जिसमें ज्यादा रुकावटें न हों, तो आप कभी भी अपने कम्फर्ट जोन से बाहर नहीं निकलते हैं। अच्छी चीजें कम्फर्ट जोन से नहीं आतीं।"

— रॉय टी. बेनेट, द लाइट इन द हार्ट

11

जीवन के मायने अकसर 'चुनौती' या 'सुविधा' के बीच चयन करना होता है

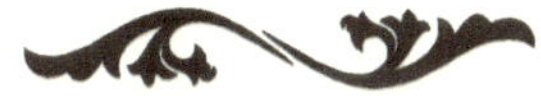

मुझे इस जीवन की आदत हो गई थी और जल्दी ही संतुलन कर सकने की भावना मेरे अंदर समाहित हो गई। इतनी अधिक कि, कभी-कभी, मैं यह मानकर कुछ करती या कहती थी कि यह एक 'स्वाभाविक' स्थिति है। उदाहरण के लिए, अगर कोई मुझे खाने के लिए कुछ देता, तो मैं घड़ी को देखती और तय करती कि मैं इसे खा सकती हूं या नहीं। खाद्य पदार्थों की मेरी स्वाभाविक पसंद, विभिन्न गतिविधियां करना, मौज-मस्ती करना, आदि सभी के साथ तालमेल बिठा लिया था, ताकि वे मेरे मधुमेह प्रबंधन के रास्ते में न आएं।

जीवन अच्छा चल रहा था और मैं अपने कम्फर्ट जोन में थी, लेकिन मुझे धीरे-धीरे एहसास हुआ कि मैं बहुत ही सुविधाजनक जीवन जीने की आदी हो रही थी। मैं चाहती थी कि मेरे आसपास के लोग मेरे हिसाब से सामंजस्य करें, मेरे अनुसार चलें, जैसा मैं चाहती हूं, वैसा ही करें, और बस समझौता करते रहें। हालांकि, मेरे लिए जीवन की अपनी योजनाएं थीं और मुझे जल्दी ही वह सबक मिल गया जो जीवन मुझे सिखाना चाहता था। लेकिन उस पर आने से पहले, मैं आपके साथ उन अनुभवों को साझा करना चाहूंगी, जिन्होंने मुझे उन अनमोल सबक को सीखने में मदद की।

मेरे इंजीनियरिंग पाठ्यक्रम के दौरान, सभी सिविल इंजीनियरिंग छात्रों के लिए प्रशिक्षण के एक भाग के रूप में, हमारे चौथे सेमेस्टर की परीक्षा के बाद, हमें सर्वेक्षण शिविर (सर्वे कैंप) के लिए देहरादून ले जाया गया। वहां हम लगभग चार सप्ताह तक रहे। यह कॉलेज द्वारा प्रायोजित एक शिविर था और इसका उद्देश्य हमारे पाठ्यक्रम के सबसे महत्वपूर्ण विषयों में से एक—भूमि का नाप करने का व्यावहारिक अनुभव देना था। यद्यपि यह एक सीखने के अनुभव के रूप में था, लेकिन हमने इस दौरान सहपाठियों में जुड़ाव होने और उनके संबंधों को एक गहरा रूप देने की कई कहानियां सुनी थीं।

कैंप में जाने के लिए सभी इसके लिए पंजीकरण कर रहे थे, लेकिन मैं इस बात को लेकर थोड़ी आशंकित थी कि मैं अपनी इस हालत में कैंप में कैसे जा पाऊंगी। मेरे मन में कई सवाल थे जो मुझे हर समय परेशान करते रहते थे।

क्या मैं पहाड़ों पर जा पाऊंगी और इस सर्वे कैंप को पूरा कर पाऊंगी? क्या यह वास्तव में मुझे अधिक ज्ञान प्रदान करने में मदद करेगा या यह एक अधिक तनावपूर्ण मामला बन जाएगा? क्या मेरे पास इस यात्रा पर जाने के लिए आवश्यक सभी सामग्री होगी? इंसुलिन ले जाने के बारे में क्या? इसको ठंडी जगह (कोल्ड चेन/तापमान-नियंत्रण) पर रखने के लिए मैं क्या करूंगी? मैं इंजेक्शन कैसे लूंगी? अगर कुछ गलत हो गया तो? सुबह की शुरुआत साढ़े पांच होगी, यह देखते हुए मैं सही समय पर भोजन कैसे करूंगी? मैं कैंप को पूरा करने के लिए कठिन गतिविधियों को कैसे संभालूंगी?

जैसे-जैसे कैंप के लिए पंजीकरण का समय नजदीक आ रहा था, मेरी रातों की नींद उड़ गई थी। मैं इसके बारे में नीतू और विनीता से बात की और वे मेरी चिंता को समझ रही थीं। अंततः, मैंने अपनी जिज्ञासा को शांत करने के लिए प्रोफेसर और कॉलेज के अधिकारियों से बात करने का फैसला किया।

एक शाम, रात के खाने के बाद, मैं नीतू के साथ सैर कर रही थी। हम लगभग पांच मिनट तक चुपचाप चलते रहे। अचानक वह रुकी और मेरी आंखों में देखते हुए पूछा, "क्या अभी भी कैंप के बारे में सोच

रही हो? "

मैंने सिर हिलाया।

मेरा दिल जोर-जोर से धड़क रहा था और मैं फिर से अपने विचारों के चक्रव्यूह में फंस गई थी। उसने मेरा हाथ पकड़ा और कहा, "मुझे लगता है कि तुम्हें प्रोफेसर एमपी से बात करनी चाहिए।"

प्रोफेसर एमपी सर्व का विषय पढ़ाते थे। वह ए-ग्रेड के शिक्षक थे और कभी भी छात्रों के साथ की जाने वाली किसी भी तरह की बदतमीजी को बर्दाश्त नहीं करते थे। वह बहुत ही मिलनसार भी थे, क्योंकि वह हमारे सबसे कम उम्र के प्रोफेसर थे।

अगले दिन, जब मैं नीतू और विनीता के साथ नाश्ता खाने बैठी तो मैं बेहद खुश थी। "लगता है कि तुमने अपना मन बना लिया है?" नीतू ने पूछा।

मैंने खुशी से सिर हिलाया और कहा, "मैंने कैंप में न जाने का फैसला किया है।" दोनों ने आश्चर्य से मेरी ओर देखा और मैंने कहा, "यह सबसे अच्छी बात होगी। मैंने इसके बारे में बहुत सोचा। एक कैंप छूटने से यह तो नहीं होगा कि मैं किसी इंजीनियर से कम कहलाऊंगी! तो, कोई बात नहीं। मैं आज प्रोफेसर से बात करूंगी और उन्हें मना लूंगी। मैं बाद में अपने माता-पिता को भी मना लूंगी।"

नीतू मेरे लिए खुश थी और उसने मेरे हाथ पर ताली मार कर मुझे एक बड़ा हाई-फाइव दिया! हालांकि, विनीता अपने चेहरे पर एक फीकी मुस्कान लिए चुपचाप बैठी रही। लेकिन मैंने इस बात पर ज्यादा ध्यान नहीं दिया, या शायद मैं उसके इस बात पर पूर्ण रूप से असहमत होने पर ध्यान नहीं देना चाहती थी।

मैं फिर क्लास में चली गई। मैंने अपने दो दोस्तों— ढिंगू और तारिक से अपने विचार बांटे। हम कभी-कभी किसी दिन क्लास छोड़ भी दिया करते थे और चाय की दुकान पर जाकर बैठ जाते थे। हम न जाने कितने कप चाय पी जाते थे। वे चीनी वाली और मैं बगैर चीनी की। हमने न जाने कितने अच्छे और बुरे पलों को एक-दूसरे के साथ साझा किया था। हम एक शांत शरारती तिकड़ी थे और शरारतें करने के बारे में योजना बनाते रहते।

मेरी बात सुनने के बाद, उनकी प्रतिक्रिया बहुत अच्छी नहीं थी। वास्तव में, ढिंगू ने कोई जवाब नहीं दिया और तारिक ने बस अपना आश्चर्य व्यक्त किया और कहा, "देखना बाद में तुम बहुत पछताओगी? मैंने सोचा था कि हम साथ में मस्ती करेंगे। खैर, अपना ध्यान रखना।"

वे दोनों ऐसे ही थे। तारिक ज्यादा दखलअंदाजी करना पसंद नहीं करता था, जबकि ढिंगू चीजों पर प्रतिक्रिया करने और अपने विचार व्यक्त करने में समय लेता था।

क्लास खत्म होने के बाद, मैं प्रोफेसर के केबिन में गई और दरवाज़ा खटखटाया। उन्होंने मुझे अंदर आने के लिए कहा और सीधे-सीधे मेरे पंजीकरण फॉर्म के बारे में पूछताछ की, क्योंकि वह जानते थे कि मैंने इसे अभी तक जमा नहीं किया है। मैंने उनसे कहा कि मैं कैंप के बारे में बात करना चाहती हूं और उन्होंने मुझे कुर्सी पर बैठने के लिए कहा।

"मैंने तय किया है कि मैं इस कैंप में नहीं जाऊंगी," मैंने कहा, "आप समझ सकते हैं कि जाने के लिए मुझे बहुत सारी व्यवस्थाएं करनी पड़ेंगी। आप मेरी हालत से वाकिफ हैं ही, और मुझे नहीं लगता कि मेरे लिए ऐसा करना संभव होगा। वास्तव में, मुझे लगता है कि कैंप में न जाना मेरे जीवन को थोड़ा आसान बना देगा…"

उन्होंने मेरी बात बीच में ही काट दी। "क्या तुम यहां मुझसे सहानुभूति पाने की अपेक्षा लेकर आई हो? सॉरी, मेरे पास करने के लिए और भी काम हैं। यदि तुम कैंप में शामिल नहीं होना चाहती, तो अपनी पढ़ाई ही क्यों जारी रखी? क्या तुम्हें इस बात का अंदाज़ा है कि सभी छात्रों के लिए इस कैंप की व्यवस्था करने में कितनी मेहनत लगती है? इससे भी महत्वपूर्ण बात, क्या तुमको लगता है कि जीवन हमेशा इतना आसान रहने वाला है? क्या तुम जानती हो कि इस कैंप को छोड़ने का अर्थ केवल इसी कैंप को छोड़ना नहीं होगा, इसका अर्थ जीवन से हार मानना होगा? भविष्य में जीवन में आने वाली सभी चुनौतियों से हार मान लेना होगा।" वह बिना रुके बोलते रहे और मैं उनकी बातों और भावनाओं को देख अवाक रह गई। उनके शब्दों ने

मुझे गहरे तक छूआ। और मुझे लगा मेरे भीतर कुछ अवरुद्ध हो गया है।

उन्होंने आगे कहा, "गीतिका, तुम्हारे माता-पिता के लिए मेरे मन में बहुत सम्मान है। वे दो साल पहले मुझसे मिलने आए थे और मुझे तुम्हारी हालत से अवगत कराया था। मैंने उनकी आंखों में आशा के साथ-साथ तुम्हारे लिए बहुत विश्वास को भी देखा था। उन्हें पूरा यकीन था कि तुम जीवन भर इस स्थिति को संभाल सकती हो। अब तुम्हारा कैंप में न जाना, उनके विश्वास, उनके आत्मविश्वास, इस कॉलेज के बारे में उनकी बेहतरीन राय, तुम्हारी क्षमताओं पर से उनके विश्वास, को डिगा सकता है। और सबसे महत्वपूर्ण बात यह है कि अब तुम आत्मनिर्भर हो और एक आत्मनिर्भर जीवन आसानी से जी सकती हो। उनकी खातिर, कैंप मत छोड़ो, गीतिका।" जब उन्होंने अपनी बात खत्म की तो मैं खड़ी हो गई और अपने आंसू पोंछे।

उन्होंने कहा, "मैं इस बात का पूरा ध्यान रखूंगा कि तुम कैंप को सफलतापूर्वक पूरा करो। यदि जरूरत लगे, तो तुम अपने माता-पिता में से किसी को वहां आने के लिए कह सकती हो। लेकिन वहां न जाने का फैसला मत लो।"

जैसे ही उन्होंने आखिरी पंक्ति कही, मेरे आंसुओं ने सिसकी का रूप ले लिया। मैं अपने आंसुओं को रोक नहीं पा रही थी। फिर उन्होंने एक छोटी नोटबुक निकाली और मुझसे पूछा कि कैंप के दौरान मुझे किन-किन चीजों की जरूरत पड़ेगी। मुझे अचानक महसूस हुआ कि एक माता-पिता, और भाई की तरह वह मेरी सहायता कर रहे हैं। मैंने मन ही मन सोचा, "अगर वह मेरे बारे में इतने आश्वस्त हो सकते हैं, तो मैं यह चुनौती क्यों नहीं ले सकती!"

मैं उस चुनौती का सामना करने के दृढ़ संकल्प के साथ कमरे से बाहर आ गई थी,जो जीवन ने मेरे सामने रखी थी ताकि मैं उसे पार करूं। प्रोफेसर ने मुझे इस बात का एहसास कराया था कि मेरे लिए कैंप में शामिल होना, न केवल अच्छे अंक प्राप्त करने या सर्वे को एक विषय के रूप में सीखने के लिए जरूरी है, बल्कि यह जानने के लिए भी आवश्यक है कि जीवन में कठिन परिस्थितियों से निपटना सीखना

कितना महत्वपूर्ण है। जब मैं उस समय को पीछे मुड़कर देखती हूं, तो मुझे एहसास होता है कि कैंप में भाग लेना वास्तव में मेरे जीवन का एक महत्वपूर्ण पड़ाव था जिसने मुझे न केवल स्वतंत्र बनाया, बल्कि मुझमें एक असामान्य आत्मविश्वास की भावना पैदा की। मैं अपनी हालत का बहाना बनाकर आज तक किसी भी काम को करने से कभी पीछे नहीं हटी। चाहे वह विदेश यात्रा हो, एक कठिन प्रोजेक्ट को लेना हो, किसी जिद्दी क्लाइंट को संभालना हो, अत्यधिक दबाव हो, कुछ भी हो, मैं नौकरी नहीं छोड़ती। इस घटना ने मुझे सिखाया था कि यह तय करना कितना महत्वपूर्ण है कि मैं इसका सामना करूं और अपने डर को हमेशा के लिए दूर कर दूं।

आखिरकार कैंप में जाने का समय आ ही गया। यह लगभग आठ घंटे की बस यात्रा थी और कॉलेज के कर्मचारियों ने यह सुनिश्चित किया कि वे अपने साथ सभी आवश्यक सामान ले जाएं, जिसमें कुछ अतिरिक्त स्नैक्स और इंसुलिन रखने के लिए मेरे लिए एक बड़ी बर्फ की बाल्टी भी। कैंप में पहुंचने पर, जो देहरादून से पहाड़ी के ऊपर एक छोटे से स्थान पर बने एक आश्रम में था, मुझे एक कमरा दिया गया जो प्रोफेसर के कमरों के पास था, ताकि आपात स्थिति में मैं आसानी से उनकी मदद ले सकूं। इसके अलावा, मेरी उपस्थित रहने को लेकर भी कुछ अलग नियम बनाए गए थे। मैं कैंप में सुबह साढ़े पांच बजे के बजाय सुबह सात बजे शामिल हो सकती थी, ताकि मैं नाश्ता करने के बाद इंसुलिन ले सकूं। दरअसल, प्रोफेसर एमपी ने खुद पास की एक दुकान में रखे रेफ्रिजरेटर के बारे में पूछताछ की, जिसके मालिक ने मुझे अपना इंसुलिन उसमें रखने में मदद करने के लिए तुरंत हामी भर दी।

सब कुछ ठीक हो गया और एक बार फिर मुझे लगा कि ब्रह्मांड मुझे इंजीनियर बनाने के लिए दृढ़ है!

मैंने चार साल के उतार-चढ़ाव, हंसने-रोने, और बहुत सारे अच्छे संबंधों और जीवन के सबक सीखे। जिन लोगों ने मेरे लिए यह डिग्री हासिल करना संभव बनाया, उनके प्रति मैं आभार प्रकट करती हूं। उनकी वजह से ही मैं विशिष्टता के साथ अच्छे अंक पाकर उत्तीर्ण

हुई। उन सभी के प्रति मैं कृतज्ञ हूं। कई जिन्होंने सोच-समझकर मेरी मदद की और कई जिन्होंने अनजाने में मदद की, उन सभी के प्रति मैं आभारी हूं। आखिरकार मैं स्नातक की पढ़ाई पूरी करने के बाद मुंबई वापस आ गई। मैं अपने परिवार के साथ रहने को बहुत बेचैन हो रही थी, खासकर अपने भाई के साथ, जिसकी इतने सालों में मैंने बहुत कमी महसूस की थी।

बस एक ही चीज थी जो अब मेरे पास नहीं थी। मेरे पास अभी तक कोई नौकरी नहीं थी।

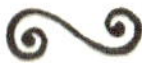

माता-पिता/देखभाल करने वाले के लिए महत्वपूर्ण सीख

1. मदद मांगने और बहाना बनाने के बीच बहुत ज्यादा अंतर नहीं होता है और बच्चे को इसे पहचानना बहुत जरूरी है।

2. यह महत्वपूर्ण है कि माता-पिता, बच्चे या उसकी स्थिति के प्रति सहानुभूति न रखें, बल्कि प्यार, देखभाल और सहानुभूति के साथ उसे सहयोग दें। नहीं तो इसका बच्चे पर बहुत ही नकारात्मक प्रभाव पड़ सकता है। यह उसे मानसिक रूप से कमजोर बना सकता है। यह बच्चे को अपने दैनिक जीवन में मधुमेह को एक बहाना बनाने के लिए भी प्रोत्साहित कर सकता है। इससे बच्चे के मानसिक विकास और जीवन के बाद के हिस्से में जीवन की चुनौतियों का सामना करने की इच्छाशक्ति में बाधा आ सकती है।

3. सुरक्षा कवच बनाने की प्रक्रिया में चीजों को ज़्यादा न करने के प्रति संवेदनशील रहें। सही मात्रा में संतुलन बनाए रखा जाना चाहिए ताकि बच्चा 'आराम से काम करने' या मधुमेह को 'बहाना' बनाने के नजरिए को न अपना ले।

4. असल में बच्चे को जीवन में आने वाली चुनौतियों का सामना करने के लिए तैयार किया जाना चाहिए और उसकी समस्याओं का समाधान खोजने में संकोच नहीं किया जाना चाहिए।

"ऐसा इसलिए नहीं है क्योंकि चीजें मुश्किल हैं इसलिए हम जोखिम उठाने की हिम्मत नहीं करते हैं। ऐसा इसलिए है क्योंकि हम जोखिम उठाने की हिम्मत नहीं करते हैं कि वे मुश्किल हैं।"

—सेनेका, रोमन दार्शनिक

12

आपके और आपके सपनों के बीच कुछ भी नहीं आना चाहिए!

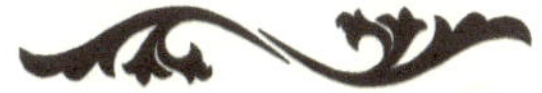

1997 में, मैं सिविल इंजीनियरिंग में डिग्री के साथ मुंबई वापस आ गई थी। मुझे फिर से घर आकर बहुत अच्छा लगा। इस बीच, मेरा परिवार उसी कॉलोनी में दूसरे घर में रहने के लिए आ गया था, इसलिए मुझे बहुत सारे नए पड़ोसियों को जानना था और दोस्त बनाने थे। जहां तक मुझे याद है, यह मेरे जीवन के सबसे अच्छे वर्ष थे। मुझे आखिरकार आशीष के साथ रहने का अवसर मिल गया। उन्होंने एमबीए पूरा कर लिया था और अब एक विज्ञापन एजेंसी के साथ काम कर रहे हैं। उनका बहुत ही व्यस्त कामकाजी जीवन है। वह काम से देर से वापस आते और फिर देर रात अपने ऑफिस के बारे में बताया करते। मैं मुंबई शहर की भागती-दौड़ती जिंदगी के बारे में बहुत कुछ समझ गई थी। आखिर ऐसे ही तो उसे इतना विस्मयकारी महानगर नहीं माना जाता था। शुरुआती कुछ दिन परिवार के साथ मस्ती-मजाक और आनंद में ही बीत गए। चूंकि मैं अपना अधिकांश समय घर पर ही बिता रही थी, मुझे एहसास हुआ कि मैं आगे पढ़ना चाहती हूं और केवल स्नातक स्तर पर नहीं रुकना चाहती हूं। आखिरकार, मात्र सिविल इंजीनियर होने से न तो अच्छा वेतन मिल सकता है और न ही एक अच्छा कैरियर बनाने में मदद मिल सकती है। साथ ही, आगे की पढ़ाई करने से मुझे मैक्सिमम सिटी में कॉलेज जीवन को जानने-समझने का मौका मिलेगा, जिसकी कमी मैं इतने सालों से महसूस कर रही थी। मैं अपने भाई से काफी प्रभावित थी

और उनके नक्शे कदम पर चलना चाहती थी, इसलिए मैंने तय किया कि मैं अगले साल एमबीए की प्रवेश परीक्षा में बैठूंगी। उन्होंने मेरा मार्गदर्शन किया और सारी पठन सामग्री लाकर दी।

इस बीच, मेरे माता-पिता चाहते थे कि मैं अपने दम पर दुनिया को जानूं। उन्होंने सुझाव दिया कि मैं थोड़ा बाहर जाना शुरू करूं और मुझे कुछ कंप्यूटर कोर्स करने के लिए प्रोत्साहित किया जहां मैंने विभिन्न सॉफ्टवेयर भाषाएं सीखीं। उन कोर्स को करने का सबसे बड़ा फायदा यह हुआ कि मैं बाहर निकलने लगी और अकेले बस या ट्रेन से सफर करने लगी। अकेले जाना कोई समस्या नहीं थी, भागती-दौड़ती ज़िंदगी को संभालना मैं सीख चुकी थी। यह उस जीवन की ओर मुझे ले जाने वाला था, जिसकी मैं योजना बना रही थी।

समय बीतता गया और दिन भी तेजी से निकलते गए। एमबीए के लिए सीईटी परीक्षा देनी थी मुझे। नतीजे आ चुके थे और मुझे अपने घर के पास स्थित एक अच्छे कॉलेज में दाखिला मिल गया। बस से कॉलेज पहुंचने में केवल तीस मिनट लगते थे और उस मार्ग पर कई बसें चलती थीं।

आखिरकार वह दिन आ ही गया जब मुझे मुंबई शहर में छात्र जीवन जीने का मौका मिला। सेशन शुरू हुआ और पहले दिन ही मैंने कुछ नए दोस्त बनाए। प्रवेश प्रक्रिया के दौरान मेरी मुलाकात मनु और आलोक से हुई थी और उन्हें तुरंत पहचान लिया। बाद में, मैं कुछ और सहपाठी, स्मृति, निखिल और संजीव से भी मिली। एक हफ्ते के भीतर हमारी अपनी मंडली बन गई और हम सब साथ-साथ हर जगह आने-जाने लगे। हम सभी में कुछ समानताएं थीं। हम में से ज्यादातर इंजीनियर थे, हम सब सपनों के शहर से ताल्लुक रखते थे और हम सभी मध्यमवर्गीय परिवारों से थे। हम प्रवेश के लिए कतार में एक साथ खड़े थे क्योंकि हमारी रैंक एक-दूसरे के पीछे ही थी और तुरंत ही हमारे बीच एक जुड़ाव कायम हो गया था। मेरे अलावा बाकी सभी ने मुंबई से ग्रेजुएशन किया था और इसलिए शहर के तौर-तरीकों से परिचित थे। इसके अलावा, मुझे उनमें अपनी 'सपोर्ट टीम' दिखाई दी। अनजाने में, मैं अपना 'सुरक्षा कवच' बना रही थी और मैं उनके

साथ सहज महसूस करती थी। मैंने अपनी स्थिति का खुलासा किया और वे सभी बहुत संवेदनशील थे और बिना बहुत सारे सवाल पूछे, मेरी परवाह कर रहे थे, खासकर मनु।

हमने अभी-अभी एक नए रास्ते पर चलना शुरू किया था, लेकिन जीवन ने तो हमारे लिए कुछ और ही निर्धारित किया हुआ था। मेरिट लिस्ट बढ़ी तो हम सभी के पास एक 'बेहतर' संस्थान में जाने का विकल्प मौजूद था। मेरे सभी दोस्त एक नए पायदान पर पैर रखने के बारे में बहुत स्पष्ट और उत्साहित थे और बदलाव की प्रतीक्षा कर रहे थे। हालांकि, मैं दुविधा में थी। नया संस्थान निश्चित रूप से कहीं ज्यादा बेहतर था, लेकिन वह मेरे घर से काफी दूर था। प्रतिदिन कॉलेज जाने के लिए लगभग नब्बे मिनट की दूरी तय करवा पड़ती, और वह भी मुंबई की जाम से भरी जीवन रेखा—लोकल ट्रेन में। हॉस्टल में रहने के कारण, मुझे वास्तव में इतनी लंबी दूरी तय करने की आदत नहीं थी।

मुझे नहीं लग रहा था कि मैं ऐसा कर पाऊंगी और मैंने यह बात अपनी मां से कही। मेरे पापा ऑफिस के काम से जापान गए हुए थे और इसलिए उनसे सीधे संपर्क नहीं किया। मैं और मेरी मां दिन भर इसके बारे में चर्चा करते रहे और इसके फायदे और नुकसान पर गौर किया। अगले ही दिन फैसला लेना था। मेरी मुख्य मानसिक बाधा थी, *'क्या होगा अगर मैं अस्वस्थ महसूस करूं और घर वापस आना चाहूं?'* एक लोकल ट्रेन में नब्बे मिनट सफर करने का ख्याल तक मुझे कंपा रहा था और मैंने नए संस्थान में दाखिला न लेने का निर्णय किया। इसका मतलब यह भी था कि मुझे अपने नए दोस्तों की मंडली को छोड़ना होगा। मैंने एक-एक करके सभी को फोन किया और उन्हें अपने निर्णय के बारे में बताया। मनु बहुत परेशान था। वह ऐसा था जो मेरा खास ख्याल रखता था और पिछले कुछ दिनों के दौरान जो हमने एक साथ बिताए थे, उसने मेरा अच्छी तरह से ध्यान रखा था, इसलिए मैं समझ सकती थी कि उसे बुरा क्यों लग रहा था। साथ ही, हमारी पूरी मंडली में सबसे अधिक जिम्मेदार होने के कारण, वह लगभग मंडली का अग्रणी बन गया था और हम सभी ने हमेशा उसके

फैसलों का पालन किया। उसने मुझे नए संस्थान में दाखिला लेने के लिए पर्याप्त रूप से आश्वस्त न कर पाने के लिए लगभग व्यक्तिगत रूप से खुद को जिम्मेदार ठहराया।

बाद में मुझे पता चला कि उन सब ने मिलकर एक योजना बनाई थी कि कैसे मुझे और मेरे परिवार को नए संस्थान, सिडेनहैम इंस्टीट्यूट ऑफ मैनेजमेंट, में जाने के लिए राजी किया जाए।

मनु ने मेरी मां को फोन किया और बताया कि कैसे यात्रा करना शहरी जीवन का एक अपरिहार्य हिस्सा है, *'इसलिए मेरा उससे सामंजस्य बिठा लेना ही उपयुक्त होगा।'* उन्होंने कहा कि वे मेरी देखभाल करेंगे।

यह योजना मनु की थी और जिसे उसने मेरी मां के साथ साझा किया था: स्मृति, जो सिडेनहम इंस्टीट्यूट के बहुत पास रहती है, मुझे किसी भी आपात स्थिति के दौरान या रात को देर होने पर अपने घर ले जा सकती थी। निखिल, जो मेरे घर के बहुत करीब रहता था, जरूरत पड़ने पर मुझे घर छोड़ सकता था और वैसे भी ट्रेन में वह मेरे साथ ही आए-जाए,ऐसा सोचा गया। मनु, जो वेस्टर्न लाइन पर रहता था, यह सुनिश्चित कर सकता था कि जरूरत पड़ने पर वह मेरे साथ जाए। यह एक हर तरह से सुरक्षित व आश्वस्त करने वाली योजना थी।

उस शाम जैसे ही मेरा भाई काम से वापस आया, मैं और मेरी मां इस मामले पर उसके साथ चर्चा करने बैठ गए। उसने तुरंत हमें सिडेनहैम में जाने के बारे में सोचने के लिए प्रेरित किया। हमेशा की तरह, उन्होंने मेरे साथ उसके फायदे-नुकसान पर चर्चा की। उन्होंने मुझे एहसास दिलाया कि सिडेनहैम एक अच्छा इंस्टीट्यूट है और एक बेहतर कैरियर बनाने में मेरी बहुत मदद करेगा। इसके अलावा, इससे बेहतर सहपाठी, बेहतर प्रोफेसर और अंततः एक बेहतर छात्र जीवन जुड़ा था। उन्होंने मुझे याद दिलाया कि हर छात्र का सपना होता है कि इसमें पढ़कर वह मुंबई के छात्र जीवन का अनुभव करे।

"रोज चर्चगेट जाने से बेहतर और क्या हो सकता है?" मुझे याद है ऐसा उन्होंने मुझसे कहा था। लेकिन मैं अभी भी कोई निर्णय नहीं ले

पा रही थी।

उन्होंने मेरी मां से कमरे से बाहर जाने के लिए कहा और फिर मुझसे सीधा सवाल किया, "क्या बात है? तुम इतनी चिंतित क्यों हो?"

मैंने उनसे कहा कि अगर कुछ भी गलत हो जाता है और मैं घर वापस आना चाहूं, तो मैं यह कैसे करूंगी? मुझे इतनी लंबी दूरी तक भीड़-भाड़ वाली ट्रेन में यात्रा करने का डर था। उन्होंने मुझे गले लगाते हुए कहा, " मैं अब कमा रहा हूं। अगर तुम्हें कभी ऐसा लगे कि कॉलेज से वापस आना है या मन नहीं लग रहा है तो बस एक कैब में बैठना और घर वापस आ जाना। केवल 400 रुपए लगेंगे। मैं किराए का भुगतान कर दूंगा। मैं हर महीने तुम्हारे लिए कुछ पैसे अलग रखूंगा। तुम उसमें दाखिला ले लो!"

उस कथन ने मेरे अंदर कुछ बदल दिया। मुझे अचानक इतनी राहत महसूस हुई कि मुझे लगा कि मेरे जिस्म में एक लहर दौड़ रही है। मानो उन्होंने मेरे लिए संभावनाओं का द्वार खोल दिया हो। उन दिनों एक मध्यमवर्गीय परिवार के लिए वाहन पर खर्च करने के लिए चार-पांच सौ रुपये एक बड़ी राशि हुआ करती थी। (शुक्र है, मेरे पूरे कॉलेज के कार्यकाल में, मुझे ऐसा कभी नहीं करना पड़ा। लेकिन वह हर हफ्ते मेरी पॉकेट मनी मुझे देते रहे और मेरे लिए पैसे जमा करते रहे। किसी अप्रत्याशित स्थिति में खर्च करने में सक्षम होने की संभावना ने मुझे बहुत आत्मविश्वास दिया।)

मेरे पापा ने उस रात घर पर फोन किया। आमतौर पर जब भी वह बाहर जाते थे, दो दिन में एक बार अवश्य फोन करते थे। मेरी कहानी सुनकर, उन्होंने बस इतना कहा, "अपनी पढ़ाई जारी रखो! हम सब हैं न तुम्हारे साथ।"

अंत में, मैंने निर्णय लिया।

मेरे आगे एक सुंदर जीवन था, जो मेरे आगे कदम बढ़ाने और खुशी और चुनौतियों का सामना करने और सीखने और नई राह पर बढ़ने की प्रतीक्षा कर रहा था।

उस रात मुझे बहुत अच्छी नींद आई।

इसे मासूमियत कहें या स्नेह और सुरक्षा की भावना, लेकिन मेरे सभी दोस्त मिलने आए और यह सुनिश्चित किया कि मैं 'स्वास्थ्य' कारणों से किसी भी मौके को न गंवाऊं। सभी के प्रति मेरे मन में अपार कृतज्ञता है।

मेरा फैसला सुनकर मेरे दोस्त खुशी से झूम उठे। उन्होंने कहा कि चलो मंडली पूरी हो गई और मनु ने इस खुशी का उत्सव मनाने के लिए सभी को भेलपुरी खिलाई और चाय पिलाई। और उस संस्थान की कैंटीन में हम आखिरी बार आए थे, जहां से हम जल्दी ही जाने वाले थे। यह जगह इसलिए खास थी, क्योंकि इसने हम सभी को एक बंधन में जोड़ा था।

मुझे पता था कि कोई शक्ति है जो मुझे दूसरे इंस्टिट्यूट की ओर खींच रही थी। वह मनु था। वह मेरे लिए खास था। सिडेनहैम इंस्टिट्यूट में हमने एक साथ नई यात्रा शुरू की तो जीवन ने एक नया अध्याय भी खोला। प्यार का एक अध्याय और दिल से दिल की बात।

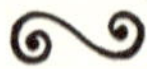

माता-पिता/देखभाल करने वाले के लिए महत्वपूर्ण सीख

1. कभी-कभी आपको बच्चे को अलग-अलग संभावनाएं और नए अवसर दिखाने की जरूरत होती है। सही तरह से प्रेरित किया जाना, उपयुक्त सहयोग और सही दिशा बहुत कुछ बदल सकती है।

2. यह कठिन परिस्थितियों में बच्चे को निर्णय लेने में सक्षम बनाने में मदद करता है। यह उन्हें निर्णय लेने की क्षमता विकसित करने में मदद करता है, उसके अच्छे-बुरे पक्षों को तौलना सीखने और महत्वपूर्ण रूप से, विश्वास की उस छलांग को लगाना सिखाता है।

3. यह सही है कि सावधान रहना महत्वपूर्ण है, 'जोखिम लेने वाली सोच' को विस्तृत करना भी आवश्यक है। अधिक सतर्क रहने से आप सुरक्षित तो रह सकते हैं, लेकिन जीवन में बहुत सारे दरवाजे नहीं खोल सकते। इसलिए, बच्चे को आगे बढ़ने और जोखिम उठाने दें।

4. जल्दी जोखिम उठाना सीखने से बच्चे को बाद में जीवन में किसी भी चुनौती का सामना करने के लिए अधिक आत्मविश्वास विकसित करने में मदद मिलेगी।

"किसी परिस्थिति में घबरा जाने या कमजोर महसूस करने का वास्तव में अर्थ है अपने भीतर इतना मजबूत और सुरक्षित महसूस करना कि आप अपने कवच के बिना दुनिया में चलने में सक्षम हों। आप जैसे हैं, उसी रूप में दुनिया के सामने स्वयं को प्रस्तुत कर सकें। यही असली ताकत और साहस है।"

—अलारिक हचिंसन, लाइफ कोच, वक्ता, ज़ेन दर्शन विशेषज्ञ

13

वास्तविक स्वीकृति तब मिलती है जब आप सहजता से सारी चुनौतियों का सामना करते हैं

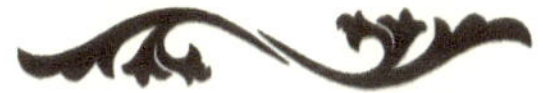

अत्यधिक जोश और गति के साथ जीवन तेजी से आगे बढ़ रहा था। मैं हर पल का आनंद ले रही थी और खुश थी कि मैंने दोस्तों की इस बहुत ही खास मंडली के साथ नए संस्थान में छात्र जीवन जीने का फैसला किया है। जब तक मैं ट्रेन से यात्रा करने का अभ्यस्त और सहज नहीं महसूस करने लगी, तब तक वे बराबर मेरी सहायता करते रहे। निखिल और मैं एक साथ लोकल ट्रेन में हार्बर लाइन से आते-जाते थे। मैं मानखुर्द से ट्रेन पकड़ती थी, जबकि वह कुर्ला स्टेशन से उसी ट्रेन में चढ़ता था। मोबाइल फोन न होने पर भी समय के लेकर कभी गड़बड़ नहीं हुई। फिर हम सीएसटी स्टेशन (तब वीटी) से चर्चगेट तक या तो बस या टैक्सी से जाते। कभी-कभी जब मेरी तबीयत ठीक नहीं होती थी और वह सिर्फ मुझ पर नजर रखने के लिए महिलाओं के बगल में लगे सामान के डिब्बे में यात्रा करता था। वह वहां से मुझे देखता रहता और समय-समय पर मुस्कराता रहता। इससे मुझे बहुत सुकून मिलता।

मेरे पापा हमेशा हमारी कॉलोनी के मुख्य द्वार पर खड़े मुझे लेने के लिए इंतजार करते और मुझे दो किमी पैदल न चलना पड़े, इसलिए स्कूटर में घर तक ले जाते थे। किसी दिन कोई लेक्चर नहीं होता तो

मैं अकसर स्मृति के घर नेवी नगर चली जाती। और वहां जाकर मैं थोड़ा आराम करती। उसकी मां हमें ताज़ा कोल्ड कॉफ़ी और वेज पफ बनाकर खिलातीं। हमने साथ में कुछ प्यारे पल बिताए।

सभी दोस्तों में मनु मेरे लिए खास था। या मैं कहूं, मैं उसके लिए खास थी? रोज रात को वह मलाड स्टेशन, जहां वह उतरता था, से मुझे पैसे खर्च करके यह जानने के लिए फोन करता कि क्या मैं ठीक से घर पहुंच गई हूं। मुझे उन दो वर्षों में एक भी दिन याद नहीं है जब उसने फोन न किया हो। और अगर जिस दिन हमारी किस्मत हमारा साथ देती, वह घर आ जाता और हम रात होने से पहले कुछ मिनट बातें करते हुए बिताते।

हमारे पड़ोसी और पारिवारिक मित्र, डॉ. ग्रोवर, जो अकसर काम के सिलसिले में दक्षिण मुंबई जाते थे, मुझे भी सप्ताह में कम से कम एक बार अपनी कार में साथ ले जाते थे। यह ट्रेन से यात्रा करने की तुलना में समय बचाने और बहुत अधिक आरामदायक हुआ करता था। मैंने उनके साथ अपनी यात्रा का आनंद लिया, क्योंकि वह अपने काम के बारे में कुछ दिलचस्प बातें साझा किया करते थे और मेरे अनुभवों के बारे में भी सुनते थे। मैं वास्तव में उनकी आभारी थी, क्योंकि आज की दुनिया में, किसी और के आराम के लिए कोई अपनी निजता में खलल डालना पसंद नहीं करता है!

सबकुछ घटनाओं के एक सुनियोजित क्रम की तरह लग रहा था ताकि यह सुनिश्चित किया जा सके कि मैं मुंबई में छात्र जीवन बिताने और अपनी मास्टर डिग्री पूरी करने के अपने सपने को जी सकूं। मैंने जीवन भर साथ निभाने वाले कुछ करीबी दोस्त बनाए, मस्ती भरा समय बिताया, और सबसे महत्वपूर्ण बात यह है कि मुझे अपने जीवन का प्यार, मनु, मिला।

दैनिक संघर्ष मस्ती के प्रेरणास्रोत बन गए और हमने कॉलेज में अच्छा समय बिताया, कॉलेज की घटनाओं, प्लेसमेंट कमेटियों, कई असाइनमेंट और ग्रीष्मकालीन प्रोजेक्ट्स में भाग लेने के साथ, इन सभी ने मुझे आगामी कॉर्पोरेट जीवन का एहसास कराया।

अंत में प्लेसमेंट का समय आया, और मैंने तय किया कि मैं विभिन्न कंपनियों की लिखित परीक्षा में बैठूंगी। पहले दिन, मैंने हमारे कैंपस में आने वाली एक बड़ी पेंट कंपनी का टेस्ट दिया। मेरा चयन हो गया। अब केवल नियुक्ति पत्र आने का इंतजार था।

मैं दो अन्य कंपनियों की चयन प्रक्रिया में भी शामिल हुई, लेकिन उनकी प्रक्रिया धीमी थी और उन्होंने प्रतिक्रिया देने में अधिक समय लिया।

कुछ दिनों बाद पेंट कंपनी का पत्र मिला। मैं रोमांचित थी और मेरे उत्साह की कोई सीमा न थी। यह एक सेल्स जॉब थी और मुंबई में ही रहकर काम करना था। मेरे माता-पिता भी खुश थे। मैंने अपने भाई से कहा कि मुझे कुछ कागज जमा करने और कुछ अन्य औपचारिकताओं के लिए जाना है। उन्होंने गर्व से भरी आंखों से मेरी ओर देखा और मुझे एक प्यार भरी मुस्कान दी। फिर उन्होंने पत्र और आगे किन-किन चीजों की जरूरत पड़ेगी, वह सब देखा और अंतिम अनुमोदन प्राप्त होने से पहले, 'मेडिकल' परीक्षण करवाने की अनिवार्यता पर मेरा ध्यान दिलाया। उसे पढ़ते-पढ़ते मुझे अचानक कुछ अटपटा सा लगा। उन्होंने मेरे कंधे को अपनी बांहों से घेर लिया और बताया कि आमतौर पर किसी भी सेल्स प्रोफ़ाइल में इसकी आवश्यकता होती है। उन्होंने मजाक करते हुए कहा, एक पेंट कंपनी होने के नाते वे चाहते हैं कि उनके सभी कर्मचारी 'रंग पहचानने' के टेस्ट को भी पास करें!

पत्र में एक संपर्क नंबर दिया गया था जिस पर हमें फोन करने और चिकित्सा परीक्षण के लिए समय तय करने का निर्देश दिया गया था। अगले दिन मैंने उस नंबर पर फोन किया और जमा किए जाने वाले कागजों और आवश्यक चिकित्सा परीक्षण के बारे में पूछताछ की। तब हमें पूरी बात पता चली। फोन पर बात करने वाली महिला ने बताया कि आंखों, ऊंचाई, वजन, मधुमेह आदि की 'चिकित्सा जांच' की जाएगी। मैंने सारी बातें लिख फोन काट दिया। अंतिम बात सुनकर मेरा दिल बैठ गया था। हमें अगले ही दिन एक निर्दिष्ट स्वास्थ्य केंद्र में यह 'चेक-अप' करवाना था। यह तय हुआ कि मेरी मां मेरे साथ

चलेंगी। जैसे ही रात हुई और मैं अपने बिस्तर पर लेटी, कई विचार मेरे दिमाग में घूमने लगे। *अगर मुझे मधुमेह है तो इससे क्या फर्क पड़ता है? यह एक मानदंड ही क्यों है? आखिरकारमैंने इंजीनियरिंग की है और मैं रोजाना इतना सफर करती हूं, फील्ड जॉब या सेल्स जॉब के बीच मधुमेह कैसे आ जाता है? क्या वे यह भी जानते हैं कि मेरे पास इंसुलिन और एक ग्लूकोमीटर है और मुझे पता है कि मेरी रीडिंग कितनी सही आती है...एक भी मौका क्यों गंवाया जाए! क्या मुझे टेस्ट करवाने जाना चाहिए? क्या मैं सही तरह से नौकरी कर पाऊंगी?*

मुझे पता ही नहीं चला कि यह सब सोचते-सोचते मैं कब सो गई। सुबह अलार्म के साथ मेरी नींद खुली। जब मैं उठी तो अस्वस्थ महसूस कर रही थी। मेरे पिता और भाई ने मुझे शुभकामनाएं दीं और काम पर चले गए। नाश्ता खत्म करने के बाद मेरी भाभी अमिता मेरे पास आकर बैठ गईं। उन्होंने मुझसे कहा कि बिल्कुल भी घबराना मत। "अंततः सब ठीक हो जाएगा," उन्होंने कहा। उन्होंने मुझे शुभकामनाएं दीं और मुझे गले लगाया। मैंने और मेरी मां ने अपना बैग पैक किया, तैयार हो गए, और निकल गए। कैब में, स्वास्थ्य केंद्र की ओर जाते हुए मैंने अपनी मां से कहा, "मुझे एक युक्ति सूझी है। मुझे लगता है कि मुझे मधुमेह है, यह पता न चले, इससे मैं आसानी से बच सकती हूं। मैं अपनी शूगर में हेरफेर कर सकती हूं।" उन्होंने कुछ अविश्वास से मेरी ओर देखा।

मैंने कहा, "मैं अभी अपनी रीडिंग देखती हूं और अगर वह ज्यादा हुई तो थोड़ी मात्रा में इंसुलिन ले लूंगी, और अगर बहुत कम हुई तो मैं चीनी खा लूंगी।"

यह कह कर मैं उनकी तरफ देखकर मुस्कराई और कैब की सीट पर आराम से बैठ गई। अपनी योजना के बारे में सोचकर मैं एक विजेता की तरह महसूस कर रही थी! मेरी मां ने कुछ नहीं कहा। हम जब चिकित्सा केंद्र पहुंचे तो पाया कि वहां एक लंबी लाइन लगी थी और मेरी बारी आने में कुछ वक्त लगने वाला था। मैंने अपनी योजना पर अमल करना शुरू किया। मैंने रीडिंग ली, थोड़ा इंसुलिन लिया और प्रतीक्षा करने लगी। मेरी बारी आने से कुछ मिनट पहले, मैंने

ग्लूकोमीटर पर फिर से अपने शूगर की जांच की। एकदम बढ़िया थी, यानी 90! मैं उत्साहित थी। मेरी योजना सफल रही थी! मैंने अपनी मां को सूचित किया, लेकिन वह तटस्थ बनी रहीं। फिर मेरा नाम पुकारा गया और मैं अंदर चली गई। चिकित्सकों की एक टीम थी और वे मुझे निर्देश देते रहे क्योंकि उन्होंने मेरी ऊंचाई, वजन, नाड़ी, दिल की धड़कन आदि की जांच की और मुझे ब्लड टेस्ट करवाने के लिए कहा। मधुमेह सहित विभिन्न टेस्ट के लिए ब्लड लिया गया। हमें अपनी रिपोर्ट लेने के लिए कुछ घंटों बाद आने के लिए कहा गया। केंद्र में प्रतीक्षा करने के बजाय, हमने सिद्धिविनायक मंदिर जाने का फैसला किया, जो बहुत दूर नहीं था। वहां हमेशा भीड़ रहती है और इसलिए हमने सोचा कि बाहर से ही प्रार्थना कर लेंगे। जैसे ही हम मंदिर के पास पहुंचे तो हमने बाहर एक टीवी पर दिखने वाली मूर्ति को देखा। मंदिर के अंदर से लाइव वीडियो प्रसारित किया जा रहा था। जब मैं आंखें बंद करके वहां खड़ी हुई तो एक आंतरिक आवाज ने मुझसे बात की। यह अवर्णनीय था। मुझे नहीं पता कि मैं आंखें बंद करके कितनी देर तक वहां खड़ी रही थी, लेकिन जब मैंने आंखें खोलीं, तो मुझे लगा जैसे मैंने किसी बहुत ही उज्ज्वल और चमकती चीज को देखा है। हम वापस उसी कैब की ओर चल दिए जो पहले से तय जगह पर इंतजार कर रही थी। फिर हम कैब से एक लोकप्रिय उडिपी रेस्तरां में गए, जहां गर्मा-गर्म इडली, वड़ा और डोसा खाया। मुंबई में यह बहुत ज्यादा खाया जाने वाला खाना है। हमने जल्दी से खाया और स्वास्थ्य केंद्र लौट आए। हमारी रिपोर्ट तैयार थी और जल्दी ही मेरा नाम पुकारा गया।

मैंने कमरे में प्रवेश किया और देखा कि एक डॉक्टर मेरी रिपोर्ट देख रहे थे। जब मैं कुर्सी पर बैठी तो उन्होंने बहुत चौकस निगाहों से मुझे देखा, और शारीरिक जांच की। उन्होंने पुष्टि की कि सब ठीक था। उन्होंने कहा कि वह मेडिकल रिपोर्ट तैयार करेंगे और इसे मेरे नियोक्ता को भेजा जाएगा। इससे पहले कि वह मुझे जाने के लिए कहते, मैंने कहा, "डॉक्टर, मैं आपको कुछ बताना चाहती हूं।"

वह मुस्कराए और कहा, "सब ठीक है। चिंता मत करो। गुड लक!"

मैंने उनकी तरफ देखा और कहा, "हां, लेकिन मैं आपको बताना चाहती हूं कि मुझे डायबिटीज है...टाइप 1...पिछले 6 सालों से इंसुलिन पर हूं!"

यह सुनते ही उनके हाव-भाव बदल गए और उन्होंने फिर से रिपोर्ट्स पर नजर डाली। फिर मैंने अपनी स्थिति के बारे में विस्तार से बताया और समझाया कि चूंकि मेरी डायबिटीज नियंत्रित है, इसलिए जरूरी नहीं कि यह टेस्ट किए गए नमूनों में दिखाई दे। वह समझ गए और चुपचाप वहीं बैठे रहे। मैंने उन्हें रिपोर्ट में यह बात स्पष्ट रूप से लिखने के लिए कहा और जब तक वह लिखते रहे, तब तक मैं वहीं खड़ी प्रतीक्षा करती रही।

मैं केबिन से बाहर निकली और पाया कि मेरी मां उत्सुकता से मेरा इंतज़ार कर रही हैं। मेरे चेहरे पर मुस्कान थी और उसी से उन्हें अनुमान लगा लिया होगा कि डॉक्टर के साथ अंदर क्या हुआ था। उन्होंने राहत महसूस की और मुझसे पूछा, "तो तुमने उन्हें बता दिया?" मैंने सिर हिलाया और हम खुशी-खुशी घर वापस चले आए। मैं बहुत हल्का और आत्मविश्वास से युक्त महसूस कर रही थी।

कभी-कभी सर्वोच्च शक्ति और उनसे मिलने वाले आशीर्वाद के सामने लिए गए कुछ निर्णयों की व्याख्या करना मुश्किल होता है। मेरे लिए उस खास दिन वह शक्ति मेरी मां थीं।

मुझे खुशी है कि मैंने यह फैसला लिया वरना, मैं आज जिस पेशे में हूं उसमें कभी नहीं होती और शायद उन प्यारे लोगों से नहीं मिली होती जिनका मैंने साथ पाया।

जब मुझे कंपनी से अस्वीकृति पत्र मिला, तो मुझे कोई पछतावा नहीं हुआ, कोई नाराजगी नहीं थी और कोई शिकायत नहीं थी।

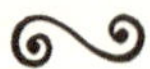

माता-पिता/देखभाल करने वाले के लिए महत्वपूर्ण सीख

1. बच्चे को निर्णय लेने के लिए सशक्त बनाएं। यह बात लंबे समय तक काम आती है। साथ ही, यह बच्चे को अधिक समझदार और बड़ा होकर अधिक जिम्मेदार बनने में सक्षम बनाता है।

2. सच कड़वा हो सकता है, लेकिन ज्यादातर समय इसके साथ ही जीना सबसे अच्छा ढंग है। माता-पिता को शुरू से ही बच्चे में इस भावना को विकसित करना चाहिए।

3. स्वास्थ्य की स्थिति सहित, आपके पास जो कुछ भी है उसे स्वीकार करना महत्वपूर्ण है। एक बार जब आपका यह बच्चा सीख लेता है, तो चाहे जो हो जाए, जीवन में लिए गए सभी निर्णय सही दिशा की ओर ले जाते हैं।

4. बच्चा स्वयं से प्रेम करे, यह भाव उसके अंदर पैदा करना बहुत मददगार साबित होता है, खासकर अगर शुरुआती वर्षों में ऐसा किया जाए। यह आत्म-स्वीकृति की ओर ले जाता है और जीवन में बाद में कुछ कठिन परिस्थितियों का सामना करने में मदद करता है।

"चीजों को करने से पहले सीखना होगा, हम उन्हें करके सीखते हैं।"

—अरस्तू, द निकोमैचेन एथिक्स

14

नई शुरुआत, लेकिन पुराने सबक!

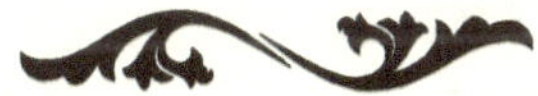

अपने पोस्ट-ग्रेजुएशन अवधि के दौरान, मैं आशीष और अमिता के साथ, जो संयोगवश मेरी बचपन की दोस्त भी है और जिसके साथ मैं कुछ भी बात कर लेती हूं, बहुत सारे असाइनमेंट पर चर्चा करती थी, हम अकसर खरीदारी करने, घूमने और यूं ही सैर-सपाटा करने के लिए एक साथ बाहर जाते थे। इससे मुझे शहर और कोर्पोरिट जीवन के बारे में बहुत कुछ पता चला।

मेरी भाभी एक विज्ञापन और मीडिया पेशेवर हैं और जीवन के प्रति उनका दृष्टिकोण बहुत सकारात्मक है। वह अकसर उन प्रमुख व्यक्तियों में से एक रही हैं जिनके साथ मैंने पेशेवर और व्यक्तिगत दोनों तरह के जीवन के कुछ महत्वपूर्ण निर्णयों और स्थितियों पर चर्चा की है। उनका हमेशा एक अलग और विचारोत्तेजक दृष्टिकोण रहा। वह जैसा सोचती हैं, मैं कभी उस बारे में विचार कर ही नहीं सकती। के साथ एक बार बातचीत के दौरान, उन दोनों ने कहा कि एक कैरियर विकल्प के रूप में मार्केट रिसर्च सही लग रहा है। क्वालीटेटिव रिसर्च। उन्होंने सुझाव दिया कि इस तरह मैं बिना किसी नौकरी में बंधे अगर कभी एक फ्रीलांसर की तरह काम करना चाहूं तो घर से इस ही काम को कर सकती हूं। मुझे याद है कि मेरे भाई ने मुझे बताया था कि इस क्षेत्र में काम करने का ढंग बहुत लचीला है। "बस एक मोबाइल, ईमेल, इंटरनेट कनेक्शन की जरूरत है, और तुम इसे कर सकती हो! तुम एक फ्रीलांसर के रूप में कहीं से भी काम कर

सकती हो। तुम्हारे पास अपनी मनमर्जी से, स्वतंत्र रहकर काम करने का विकल्प होगा और इससे तुम अपने स्वास्थ्य पर ध्यान भी दे सकोगी।"

कॉर्पोरेट जीवन के बोझ तले दबे होने पर कोई भी व्यक्ति हमेशा एक फ्रीलांसिंग विकल्प में शिफ्ट हो सकता है! कोई भी आर्थिक रूप से आत्मनिर्भर होना चुन सकता है, लेकिन जरूरी नहीं कि वह दूसरों से आगे निकलने की होड़ में तेज दौड़े।

उस समय, मैंने मार्केट रिसर्च के इस विषय के बारे में पर्याप्त पढ़ा भी नहीं था, क्योंकि पाठ्यक्रम में शायद ही इस पर कुछ अध्याय थे। लेकिन यह सलाह मेरे दिमाग में बस गई। यही कारण है कि सिडेनहैम में हमारे प्लेसमेंट के दौरान, मैंने कुछ मार्केट रिसर्च फर्मों के इंटरव्यू भी दिए। कैंपस प्लेसमेंट के माध्यम से मुझे एक फ्रांसीसी एमआर कंपनी में नौकरी मिल गई और वह वर्ष 2000 में मेरे कॉर्पोरेट कैरियर की शुरुआत थी!

उसके बाद, मैं अपने जीवन, अपने निर्णय लेने, अपनी पसंद और कई अन्य पहलुओं में काफी आत्मनिर्भर हो गई थी। हालांकि, मैंने जो कुछ भी किया उसमें मुझे हमेशा अपने परिवार का समर्थन मिला। चाहे मेरे माता-पिता हों, आशीष-अमिता, और बाद में मेरे पति, ससुराल वाले और अब मेरी बेटी, सभी ने हमेशा मेरा समर्थन और प्रोत्साहन किया है।

हालांकि, विभिन्न चरणों में, मैंने कुछ महत्वपूर्ण सबक भी संभाल कर रखे।

৶৩

माता-पिता/देखभाल करने वाले के लिए महत्वपूर्ण सीख

1. आरंभ में ही डायबिटीज प्रबंधन के बुनियादी पहलुओं की मजबूत नींव रखने के बाद, टाइप 1 डायबिटीज के रोगियों के लिए उनका पालन करते रहना आसान हो जाता है। थोड़ा बहुत टोकना और याद दिलाना काफी रहता है।

2. सच्चाई, ईमानदारी और स्थिति के बारे में स्पष्ट रूप से बताना हमेशा मदद करता है। न केवल विश्वास बनाने में, बल्कि संबंध बनाने में भी। कोई भी उन मुद्दों पर खुलकर चर्चा कर सकता है, जो भविष्य में आ सकती हैं और उनके अनुसार फिर जीवन के बारे में बेहतर ढंग से योजना बनाई जा सकती है।

3. कुछ सीख जीवन भर चलती रहती हैं, अर्थात हर नई स्थिति में एक 'सुरक्षा कवच' बनाना, जहां कहीं भी जाओ, एक 'मधुमेह सहायता टीम' बनाना, भय आदि के बजाय, जीवन की बेहतर गुणवत्ता के प्रबंधन के सिद्धांत का पालन करना।

4. अधिकांश टाइप 1 डायबिटीज जो स्थिति को नियंत्रित करने के सकारात्मक परिणाम पर ध्यान केंद्रित करते हैं, वे स्व-प्रेरित होते हैं।

"मेरा रास्ता निर्धारित नहीं हुआ है। मुझे और अनुभव प्राप्त करने होंगे और कई और सफलता के पड़ाव पार करने होंगे।"

—अगनेथा फाल्ट्सकोग, स्वीडन की गायिका

15

टी1डी के साथ जीवन में महत्वपूर्ण पड़ाव लांघना

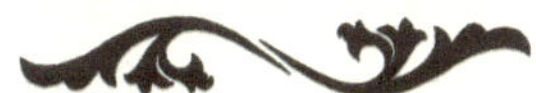

एक टी1डी बच्चे के माता-पिता के रूप में, आपके मन में उसके कामकाजी जीवन और आर्थिक आत्मनिर्भरता, प्रेम और विवाह, गर्भावस्था और अभिभावक बनने के बारे में कई प्रश्न हो सकते हैं। मैं इस अध्याय में अपने जीवन के इन पहलुओं पर संक्षेप में बात करूंगी।

जैसे ही मैंने अपने जीवन की एक नई दिशा की ओर पहला कदम बढ़ाया, मैंने गुजरे हुए दिनों से सीखे सबक भुलाए नहीं। मेरे मन में वे सदा के लिए बस गए थे। मुझे इस बात की भी खुशी थी कि मुझे इतना सहयोग करने वाला परिवार मिला है।

यद्यपि, पेशेवर जिंदगी में, मुझे ऐसे सहकर्मी मिले जिन्होंने मुझे जीवन के कुछ कठिन रास्तों पर चलने में मदद की। मुझे बहुत समझदार बॉस और क्लाइंट भी मिले।

हालांकि काम के लंबे घंटों, लगातार किए जाने वाली यात्राएं और बहुत सारे तनाव... इन सबके साथ कामकाजी जीवन कभी भी आसान नहीं था। लेकिन मैंने प्रयास किया और एक ऐसा वातावरण बनाया जो मेरे अनुकूल था।

आमतौर पर, मैं दोपहर का भोजन घर से लेकर जाती थी, लेकिन ऑफिस में मुझे एक प्यार करने वाला, स्नेही परिवार मिला, जो ऑफिस के कर्मचारियों के लिए खाना बनाता था और उन्होंने मेरे

भोजन की मात्रा, क्या खाना है और यहां तक कि समय का भी बहुत अधिक ध्यान रखा। मुझे एक बेहद समझदार बॉस मिले, जो काम को लेकर अत्यधिक कठोर नहीं थे, बल्कि काम करने की आजादी देते थे, ख्याल रखने वाले और खुले विचारों के थे। और अपने कैरियर के शुरुआती वर्षों के दौरान, मुझे गंभीर स्थितियों में घर से काम करने का मौका मिला। ऑफिस में मेरे बहुत अच्छे दोस्त बने, जिनमें से कुछ आज मेरे खास दोस्त बन चुके हैं। वास्तव में, अपने पूरे कैरियर में, मुझे ख्याल रखने वाले और मददगार सहयोगी, टीम के साथी और बहुत ही सहानुभूति रखने वाले बॉस मिले। यहां तक कि मेरे कुछ क्लाइंट्स भी ऐसे थे जो बेहद मददगार और संवेदनशील थे। आज तक, मुझे अपने स्वास्थ्य की स्थिति के कारण अपने कैरियर में कभी भी नौकरी छोड़नी नहीं पड़ी या छुट्टियां लेकर घर नहीं बैठना पड़ा। लेकिन एक फ्रीलांसर की तरह काम करने की मेरी दूसरी योजना ने मुझे विकल्प के रूप में अत्यधिक मानसिक ताकत प्रदान की दी।

पोस्ट-ग्रेजुएशन करते हुए ही मुझे अपने जीवनसाथी के रूप में मनु मिल चुका था। वह एक बहुत ही प्यार करने वाले, प्रोत्साहन देने वाले और संवेदनशील व्यक्ति हैं। उनका परिवार भी बहुत ही मिलनसार और हर किसी को दिल से अपनाने वाला है। मेरे माता-पिता ने हमारा रिश्ता तय करते हुए मेरी स्थिति के बारे में कुछ भी नहीं छिपाया था। मेरे ससुराल वाले, जो कि बेहद सुलझे हुए और प्यार करने वाले लोग हैं, उन्होंने खुले दिल से अपने परिवार में मेरा स्वागत किया। ईश्वर के आशीर्वाद से मैंने जिससे प्यार किया उससे मेरी शादी हुई। जीवन में चुनौतियां आती रहीं, लेकिन अपने ससुराल वालों और पति के सहयोग और सामंजस्यपूर्ण व्यवहार की वजह से मैंने उन्हें आसानी से पार कर लिया।

मैं बहुत भाग्यशाली रही हूं कि मुझे ऐसा पति मिला, जिसने जीवन के सभी पहलुओं में एक अत्यंत सहायक और देखभाल करने वाले साथी की भूमिका निभाई। वह कई मायनों में मेरे गुरु और विश्वासपात्र हैं, जिनसे बात करके मैं अपनी समस्याओं का समाधान कर पाती हूं।

मेरे ससुराल वालों ने हमेशा मुझ पर बहुत विश्वास दिखाया है और मुझे हमेशा वह करने के लिए प्रेरित किया है जो मैं चाहती थी। मैं जितना स्वयं पर विश्वास करती हूं, उससे कहीं ज्यादा वह मुझ पर विश्वास करते हैं और इससे मुझे जीवन में आने वाली विभिन्न चुनौतियों से पार पाने में मदद मिली। मेरे ससुर, जो स्वयं कॉर्पोरेट जगत से हैं, समय-समय पर कुछ ठोस और विश्वसनीय सलाह देते रहते हैं।

मेरी सास ने मुझे सिखाया 'दूसरों की देखभाल से पहले स्वयं की देखभाल करना प्राथमिकता होना चाहिए।'

फिर मैंने एक प्यारी-सी बिटिया को जन्म दिया। बच्चे को जन्म देने के बारे में सोच-समझकर निर्णय लिया गया था। पूरा परिवार एक बार फिर मेरी सहायता और यह सुनिश्चित करने के लिए आगे आया कि गर्भावस्था के दौरान मेरी देखभाल में किसी भी तरह की कोई चूक न हो। मैंने एक प्यारी और खूबसूरत बेटी को जन्म दिया। वह अब मेरे लिए एक दोस्त की तरह है और अकसर मेरी इस जीवन यात्रा में मेरा साथ देती है।

कुछ सीख जो माता-पिता/ देखभाल करने वाले बच्चे को दे सकते हैं

ये सीख मेरे परिवार, ससुराल वालों और जिन्होंने मुझे अपने जीवन के विभिन्न चरणों में राह दिखाने में मदद की, उनके द्वारा मिली हैं। मैंने अपनी यात्रा को टी1डी होने के कारण, कई बार सुगमता से और कभी-कभी थोड़े संघर्ष के साथ पार किया। लेकिन जैसे-जैसे मैंने अपने जीवन के हर पड़ाव को पार किया, उतनी ही ज्यादा मैं परिपक्व होती गई और आगे बढ़ती गई।

1. अपनी हालत के बारे में सच्चे और ईमानदार रहें, लेकिन इसे कभी भी चीजों से बचने या स्वयं को असहाय दिखाने के रूप में इस्तेमाल न करें।

2. अपने 'सुरक्षा कवच' पर भरोसा रखें और जरूरत पड़ने पर उस पर निर्भर होने पर संकोच न करें।

3. दूसरों की मदद और सहयोग से सब कुछ संभव है। लेकिन आपको यह याद रखने की जरूरत है कि आप से बेहतर अपनी देखभाल और कोई नहीं कर सकता है। इसलिए, जरूरी है कि यह जिम्मेदारी खुद पर लें और दूसरों पर बोझ न डालें।

4. दूसरों के प्रति संवेदनशील रहें और उनसे सहानुभूति रखें, ताकि वे आपकी स्थिति के बारे में संवेदनशील रहें और उसे समझें।

5. मांगने पर आपको परिचितों से ही नहीं, अजनबी से भी मदद मिल सकती है।

6. अगर अच्छी तरह से योजना बनाई जाए, तो जीवन के सभी पहलुओं को परिवार के सहयोग से सुचारु रूप से संभाला जा सकता है। फिर चाहे वह कार्यक्षेत्र हो, या घर की जिम्मेदारियों हों, एक मां के रूप में, एक गृहिणी के रूप में, या शौक, रुचियों, जुनून को पूरा करने की चाह में। बस जरूरत है उनके इर्दगिर्द काम करने, योजना बनाने और अमल करने की।

"हमारी सबसे बड़ी उपलब्धि कभी न गिरने में नहीं है, बल्कि हर बार गिरकर उठने में है।"

—कन्फ्यूशियस

16

हार मान लेना कोई विकल्प नहीं है, ब्रेक लिया जा सकता है!

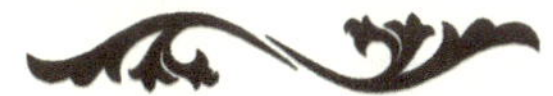

एक पहलू जो, माता-पिता के रूप में, आप हमेशा देखेंगे वह है कि स्थिति को लगातार नियंत्रित करते रहने के कारण एक थकान महसूस होने लगती है। लगता है जैसे सारी ऊर्जा ही खत्म हो गई है। यह अध्याय आपको यह समझने में मदद करता है कि इससे कैसे निपटा जाए।

एक छात्र या युवा कामकाजी वयस्क के रूप में अपना जीवन व्यतीत करते हुए, ऐसे कई अवसर आए जब मुझे मधुमेह को नियंत्रित रखने की बात को 'छोड़ देने' का मन हुआ।

भोजन पर सही ढंग से ध्यान देने और नियमित रूप से एक्सरसाइज करने के बावजूद 250+ से ज्यादा रीडिंग के साथ ग्लूकोमीटर को देखने की हताशा, निराश करने वाला 8+ एचबीए1सी रीडिंग, उनींदापन और लगातार हाइपोग्लाइसीमिया की घबराहट, शरीर के विभिन्न हिस्सों में दर्द, रोज एक्सरसाइज या योग करना, सूची अंतहीन है। इस बात की बहुत अधिक संभावना रहती है कि यह जल्दी ही मधुमेह रोगी और उसके परिवार को इसे हर रोज प्रबंधित और नियंत्रित करने के लिए थोड़ा हताश और निरुत्साहित कर सकता है। हर चीज पर कठोर नियंत्रण रखने के बावजूद, आपको कभी-कभी लगता है कि यह अभी भी नियंत्रण में नहीं है। जैसा कि मेरे पूर्व बॉस और मेरी प्यारी दोस्त शर्मीला कहा करती थी, "यह लगातार खेले

जाने वाला खेल है!"

अपने कामकाजी जीवन के शुरुआती वर्षों से जुड़ी एक ऐसी ही घटना याद है। बहुत अधिक मेहनत वाली नौकरी,काम के लंबे घंटे, लगातार काम के सिलसिले में यहां-वहां जाना और बहुत अधिक तनाव की वजह से मैं थकान महसूस करने लगी थी। मैं अपनी शूगर का ख्याल ही नहीं रख पा रही थी। एक दिन, जब मैं वापस घर आई तो बहुत थकी हुई थी। अपनी मां से इस बारे में बात करते हुए मुझे महसूस हुआ कि मैं बिना वजह ऑफिस के काम को इसके लिए दोषी ठहरा रही हूं। असल बात तो ब्लड शूगर को नियंत्रित करने की चिड़चिड़ाहट थी, न कि यहां-वहां यात्राएं या काम की थकावट।

मैं जो कुछ भी कर सकती थी, उसे करने के बावजूद मैं जो पूरी तरह से अपनी शूगर पर नियंत्रण हासिल करना चाहती थी, उसे हासिल करने में असमर्थता ने उस निराशा को जन्म दिया।

मेरी मां ने मेरे साथ बात करते हुए अंदाजा लगा लिया कि मेरी निराशा की वजह क्या है। एक्सरसाइज न कर पाने के कारण ऐसा हो रहा था। चूंकि मैं ऑफिस में देर रात तक काम करने के कारण नियमित रूप से एक्सरसाइज नहीं कर पा रही थी। इसलिए उन्होंने रात के खाने के बाद, मेरे साथ सैर पर जाना शुरू कर दिया। इसने इस काम को बहुत मज़ेदार बना दिया और उस दौरान हमारे बीच कुछ बहुत गंभीर और विचारशील बातचीत भी हो जाती। वास्तव में, मैं उस समय को उनके साथ बिताने के लिए उत्सुक रहने लगी थी।

ऐसी ही एक और घटना है जब मैं अपने खाने पर बहुत ही सख्ती से नियंत्रण कर रही थी। मैं एक बार एक ऑफिस की पार्टी से चिढ़ते हुए वापस आई और कहा कि मुझे जोरों से भूख लगी है, क्योंकि वहां खाने को ऐसा कुछ भी नहीं था जो मेरी आवश्यकतानुसार हो। मेरी मां ने कुछ नहीं कहा और मुझे अच्छा और सादा भोजन परोसा। उसी सप्ताह के अंत में, हमने एक आलीशान रेस्तरां में लंच करने की सोची और उन्होंने भरपेट उन चीजों को खाने के लिए कहा, जिन्हें खाने की मुझे इच्छा होती थी। उन्होंने मुझसे कहा कि अगले 4-5 घंटे तक मैं अपनी शूगर न चेक करूं और थोड़ी अतिरिक्त मात्रा ले लूं।

कभी-कभी नियंत्रण पर इस तरह की छूट मिलने से मुझे उस क्षण का आनंद लेने और जो खाना चाहती हूं, उसे न खा पाने की कमी महसूस नहीं हुई।

मैं कितनी थकान महसूस कर रही थी, इसके अनुसार मां मुझे नियंत्रण को कसने या ढीला करने की याद दिलातीं।

एक बार, सप्ताहांत में, जब हम एक साथ बैठे अपनी सुबह की चाय का आनंद ले रहे थे तब मैंने पास ही स्थित एक संस्थान में चलने वाले एक योग कोर्स का उल्लेख किया। वह मेरे साथ उसे देखने गईं। हम लगभग एक महीना यह पता लगाने के लिए वहां जाते रहे कि क्या मैं अपने सुविधाजनक समय पर बैच में रजिस्टर करवा कर सकती हूं।

अंत में, हमें सांताक्रूज़ में एक विश्व प्रसिद्ध योग इंस्टिच्ट्यूट में मधुमेह रोगियों के लिए एक बहुत ही सुविधाजनक कैंप मिला। मुझे बस दो दिनों के लिए वहां जाना था और सभी आवश्यक आसनों को सीखना था। मुझे बहुत खुशी है कि मैं वहां गई, क्योंकि इससे मेरा परिचय योग से जुड़ी जीवन शैली से हुआ। 19 साल हो गए हैं और मैं आज भी रोजाना योग का अभ्यास करती हूं। मैंने समय-समय पर कई प्रशिक्षण कोर्स में भी दाखिला लिया। योग से मेरे मन में बहुत शांति और जागरूकता आई और मेरे शरीर में लचीलापन आया। जैसे कि मां हंसाजी कहती हैं, "योग का अर्थ केवल आसन करना नहीं है, यह जीवन जीने का एक तरीका है।" योग का अभ्यास करने से तनाव और क्रोध को नियंत्रित करने, निर्णय लेने में स्पष्टता, सादगी और अंततः खुशी जैसे कई अन्य बदलाव आए हैं। मैं जो आज इतनी स्वस्थ हूं, उसके लिए योगा इंस्टिच्ट्यूट, उसकी टीम और मां हंसाजी की बहुत ऋणी हूं।

इसके अलावा, मैंने स्वस्थ रहने के लिए अन्य तरीके खोजे जैसे कि थोड़ी दूरी तक दौड़ना, विभिन्न व्यायाम, आदि, जिनसे मुझे उन चीजों में विविधता पैदा करने में मदद मिली, जिनसे मैं अन्यथा डरती थी।

माता-पिता/देखभाल करने वाले के लिए महत्वपूर्ण सीख

1. एक वयस्क टाइप 1 डायबिटीज के माता-पिता मार्गदर्शक और पर्यवेक्षक की तरह होते हैं। कभी-कभी, बच्चे की 'थकान और हताश होने के' चरण की वजह की पहचान करने और उसे 'भुलाकर' मज़े करने के लिए प्रोत्साहित करने के लिए कदम उठाने की आवश्यकता होती है। कभी, उन्हें 'नियंत्रण का सख्ती से पालन करने' और 'मज़े करने' के लिए याद दिलाने की आवश्यकता होती है।

2. मधुमेह नियंत्रण करना है, इस बात के लिए प्रेरित रहना अत्यंत महत्वपूर्ण है। ऐसा इसलिए, क्योंकि इसकी जीवन भर प्रतिदिन अभ्यास करने की आवश्यकता है। माता-पिता इस जागरूकता को लाने और बच्चे के जीवन भर प्रेरित रहने के तरीकों और साधनों को विकसित करने में महत्वपूर्ण भूमिका निभा सकते हैं।

3. प्रेरित होने के कुछ तरीके:

क. दैनिक जीवन में मधुमेह नियंत्रण पर प्राप्त छोटी-छोटी जीत का जश्न मनाएं।

ख. किसी खास दिन अपने मन का खाकर एक छोटा 'डायबिटीज ब्रेक' लें।

ग. संपूर्ण मधुमेह नियंत्रण के सकारात्मक पक्ष को देखें। इसका अर्थ है 'स्वस्थ जीवन जीने' और सचेत रूप से 'भय मार्ग' से दूर रहने में सक्षम होना है।

4. शूगर नियंत्रण की प्रक्रिया में टाइप1 डायबिटीज मरीज का थोड़ा हताश होना सामान्य है। वे नियंत्रण के बारे में थोड़े लापरवाह हो सकते हैं, जिससे शूगर का स्तर गड़बड़ा सकता है। लेकिन इस बात को समझना है और उसे लेकर परेशान होने के बजाय, अपनी गलती को सुधारना महत्वपूर्ण है। एक व्यापक फलक को देखने की जरूरत है। जिस क्षण आप इस बात को समझ जाते हैं, वही सफलता का क्षण

होता है!

5. मधुमेह के नियंत्रण की प्रक्रिया में 'ज्यादा और कम' सीखने के अनुभव हैं और किसी को भी इनके द्वारा भ्रमित नहीं होना चाहिए।

6. मधुमेह के नियंत्रण में विविधता बहुत जरूरी है, चाहे वह दिनचर्या हो, आहार या व्यायाम, आदि। विविधता एकरसता को तोड़ सकती है, ऊर्जा के स्तर को बनाए रख सकती है और 'थकान या हताशा' की संभावना को कम कर सकती है।

7. इसके अलावा, अगर बच्चा वास्तव में चाहता है कि वह थोड़ा लापरवाह हो जाए, तो उसे सहयोग दें व उस पर नजर रखें।

"वास्तव में खुश और वास्तव में सुरक्षित होने के लिए, कम से कम दो या तीन शौक होने चाहिए, और वे सभी वास्तविक होने चाहिए।"

— विंस्टन चर्चिल

17

जीवन अनमोल है, इसे उत्कृष्ट बनाएं!

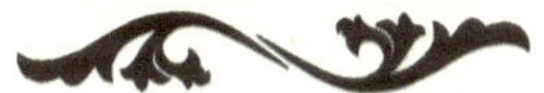

यह अध्याय माता-पिता को यह समझने में मदद करता है कि मधुमेह से परे भी एक जीवन है। उन्हें बच्चे के व्यक्तित्व के अन्य पहलुओं पर भी ध्यान देने की जरूरत है। इसमें कुछ सुझाव दिए गए हैं कि कैसे, एक बच्चे के रूप में, मैंने कभी महसूस नहीं किया कि मेरे छोटे-छोटे शौक और गतिविधियां एक वयस्क के रूप में मेरे जीवन में इतनी बड़ी भूमिका निभा सकते हैं। बहुत कम उम्र में भी, मुझे हमेशा पढ़ाई के अतिरिक्त अन्य गतिविधियों में भाग लेने के लिए प्रोत्साहित किया जाता था। ऐसी ही एक निपुणता जिसमें महारत हासिल करने के लिए मुझे प्रेरित किया गया, वह थी संगीत। मुझे गाना पसंद था और मेरे स्कूल के कुछ शिक्षकों की प्रतिक्रिया के आधार पर, मेरे माता-पिता ने हिंदुस्तानी शास्त्रीय संगीत सीखने के लिए एक म्यूजिक क्लास में मेरा दाखिला करा दिया। शुरू में तो मैं संगीत सीखने में ऐसी कोई खास रुचि नहीं दिखाती थी, लेकिन बाद में जैसे-जैसे मैं बड़ी होती गई तो मुझे इसमें मजा आने लगा। मैंने लगभग दस वर्षों तक इसका अभ्यास किया और *मध्यमा पूर्णा* तक विभिन्न परीक्षाओं को भी उत्तीर्ण किया।

मेरे माता-पिता ने मेरे जीवन के शुरुआती वर्षों में मेरी प्रतिभा को निखारने में मेरी मदद की और बाद में इसने मेरी कई तरह से मदद की। अपना कॉलेज जीवन शुरू करने के बाद, मैंने कई कार्यक्रमों

में भाग लिया और अनेक पुरस्कार जीते। इससे मेरा आत्मविश्वास काफी बढ़ा। मैं भीड़ का सामना कर सकती थी, विभिन्न स्थानों की यात्रा कर सकती थी, और नियमित पाठ्यक्रम से परे चीजें कर सकती थी। इसने दोस्ती और संपर्कों के नए दरवाजे खोले, और मुझे नए अनुभव प्रदान किए।

जैसे-जैसे मैं बड़ी हुई और काम करना शुरू किया, मुझे एहसास हुआ कि मेरा जीवन तनाव से भरा है। जैसा कि कॉर्पोरेट जीवन होता है, उस कारण उसने मुझे अभ्यास करने या कुछ और सीखने के लिए बहुत कम समय दिया। तभी संगीत मेरे बचाव में आया। जैसे ही, मैंने अपने गाने का अभ्यास फिर से करना शुरू किया, तो इसके द्वारा बहुत ही शांत और परिपक्व तरीके से तनाव से मुक्त होने में सक्षम बनाया। इसने मुझे सुकून दिया और मुझे अपने शौक को उसी तरह से बढ़ाने में मदद की जैसा कि मुझे पसंद था। बाद में मुझे अपने गुरु पंडित परेश जाना जी मिले, जिन्होंने मेरी प्रतिभा को एक नए स्तर पर पहुंचाने में मेरी मदद की। मैं अब उनके मार्गदर्शन में नए राग और शैलियां सीखती हूं। वह एक पारंगत शिक्षक और गुरु हैं और मैं भाग्यशाली हूं कि मैं 2011 से उनसे जुड़ी हुई हूं।

एक शौक जब अच्छी तरह से समृद्ध होता है, तो आपको अपने जीवन के नए क्षेत्रों, नई प्रतिभाओं और शायद आजीविका के नए अवसरों की खोज करने में मदद मिल सकती है। यह आपको पूरी तरह से एक अलग दुनिया में ले जाता है।

महत्वपूर्ण रूप से, यह आपको तनाव मुक्त होने में सक्षम बनाता है। आप वयस्क होते हैं तो आपका तनाव मुक्त रहना बहुत जरूरी है। जीवन उतार-चढ़ाव से भरा है और हमें इसे इस तरह से सुचारु रूप से संभालने में सक्षम होना चाहिए ताकि तनाव का हमारी शूगर के स्तर पर कम से कम प्रभाव पड़े।

बेशक, किसी को यह समझने में कुछ समय लग सकता है कि उसके पास कौन-सी प्रतिभा है या भविष्य में एक शौक के रूप में किस चीज को अपनाना श्रेयस्कर होगा। इसलिए विभिन्न चीजों के बारे में जानते रहना चाहिए। उदाहरण के लिए, मैंने गिटार बजाने,

पेंटिंग करने और शास्त्रीय नृत्य की शैली, कथक को सीखने में अपना हाथ आजमाया। लेकिन मुझे एहसास हुआ कि मैं गायन में सर्वश्रेष्ठ हूं। यह मेरे अंदर स्वाभाविक रूप से था।

माता-पिता/देखभाल करने वाले के लिए महत्वपूर्ण सीख

1. यह महत्वपूर्ण है कि माता-पिता के रूप में हम बच्चे का पालन-पोषण एक समग्र दृष्टिकोण रखते हुए करें। माता-पिता को इस बात पर ध्यान देना चाहिए कि यदि एक टाइप 1 डायबिटीज बच्चे का जीवन अनुभवों से भरा है तो यह उसे और अधिक संपूर्ण जीवन जीने में सक्षम बनाएगा। ऐसा जीवन जो विविध और नए अनुभवों से युक्त होगा।

2. शौक व्यक्ति को सुकून प्रदान करने और तनाव कम करने और सकारात्मक रहने के योग्य बनाता है।

3. बच्चे को जन्मजात प्रतिभाओं को जानने और खोजने में मदद करना महत्वपूर्ण है और ये कठिन समय के दौरान उनकी मदद कर सकते हैं।

"हर चीज में एक दरार होती है, इसीलिए रोशनी भीतर जा पाती है।"

— लियोनार्ड कोहेन, गायक और गीतकार

18

टाइप 1 डायबिटीज और उम्मीद की किरण

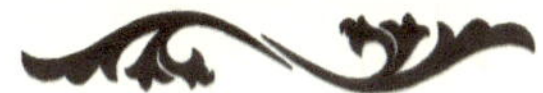

समय के साथ, मुझे एहसास हुआ कि जिस तरह से हम अपना जीवन व्यतीत करते हैं, उसे बहुत अधिक सकारात्मक ढंग से जीना जरूरी है। आपको मधुमेह है या नहीं, आपको कोई और बीमारी है या नहीं, इससे कोई फर्क नहीं पड़ता। जरूरी है तो केवल सकारात्मक रहना।

मैंने पाया कि एक उम्मीद की किरण (मधुमेह के लिए) के रूप में मैंने जीवन के कई पहलुओं को विकसित किया है, जो हो सकता है मैं अन्यथा विकसित नहीं कर पाती।

मधुमेह नियंत्रण की एक अनिवार्य शर्त है व्यक्ति का बहुत अनुशासित ढंग से जीवन जीना। बेशक, अभिभावकों को चाहिए कि वे इस जीवन शैली को उनके अंदर बचपन से ही समाहित कर दें। चाहे फिर वह नियमित रूप से एक्सरसाइज करना हो, भोजन करने का एक तय समय हो, या इंसुलिन का इंजेक्शन लेने की बात हो, चीजों को कैसे संभालना है, इस पर बहुत सोच-विचार और नाप-तौल कर निर्णय लेने की जरूरत है। लेकिन यह आपको अनुशासित बनने में भी सक्षम बनाता है। आप देख सकते हैं लोग इस विशेषता पर खासतौर पर गौर करते हैं और आप इसका लाभ जीवन के विभिन्न क्षेत्रों में उठा सकते हैं। चाहे कोई नई चीज या कौशल सीखने के लिए समय निकालना हो, या काम पर समय प्रबंधन करना हो, या कार्य-

जीवन संतुलन विकसित करना हो, यदि आप अनुशासित हैं तो सब कुछ ठीक हो जाता है। बेशक, आप समय के पाबंद होने की आदत भी विकसित कर सकते हैं जो काम के प्रति रिश्तों और प्रतिबद्धताओं को कायम रखने में आपकी बहुत मदद करता है।

दूसरे, व्यक्ति मजबूत आत्म-नियंत्रण को भी व्यवहार में लाना शुरू कर देता है। यह उन विभिन्न सीमाओं के संदर्भ में हो सकता है जिनसे बंधकर कोई व्यक्ति जीवन व्यतीत करता है या मधुमेह के सुचारु प्रबंधन और नियंत्रण के लिए आवश्यक कुशलता हो सकती है, जिसके लिए व्यक्ति स्वयं पर नियंत्रण करने की बेहतर भावना विकसित करता है। यह इच्छाशक्ति और दृढ़ संकल्प विकसित करने में मदद करता है। एक बार जब आपके अंदर ये गुण निहित हो जाते हैं, तो आप जीवन में वह सब कुछ हासिल कर सकते हैं जो आप चाहते हैं।

तीसरा पहलू जो एक अच्छी तरह से नियंत्रित मधुमेह से ग्रस्त व्यक्ति के जीवन में अपने आप समा जाता है, वह है स्वस्थ जीवन जीने की प्रबल भावना। जैसे, मुझे समझ आया कि मेरे अंदर यह भावना समाहित हो गई है कि मुझे किस तरह का पौष्टिक और संतुलित भोजन करना चाहिए। मैंने शुरुआत ऐसी चीजों को खाने से की थी जिनसे मुझे शूगर को बेहतर ढंग से नियंत्रित करने में मदद मिल सके, लेकिन जैसे ही मैंने एक मधुमेह रोगी होने का जीवन जीना शुरू किया, मुझे एहसास हुआ कि मधुमेह में जिस तरह का भोजन खाने की सलाह दी जाती है, वह स्वास्थ्य की दृष्टि से सबसे उत्तम भोजन है। यह आहार में जीवन शक्ति और संतुलन लाता है। मैं पौष्टिक और स्वास्थ्यवर्धक खाद्य पदार्थों के बारे में अधिक जागरूक हो गई और अब मैं बहुत अधिक जागरूकता के साथ यह तय करती हूं कि मुझे क्या खाना है और क्या नहीं। साथ ही, अपने शरीर की देखभाल करने के प्रति भी मैं अत्यधिक जागरूक हो गई हूं। यह देखते हुए कि मधुमेह रोगियों के रूप में, हम जीवन में बहुत आरंभ से ही एक्सरसाइज करने और अपने शारीरिक स्वास्थ्य पर ध्यान केंद्रित करने लगते हैं, हम बचपन से ही अधिक जागरूक बन जाते

हैं। यह एक ऐसा पहलू जिस पर अन्य लोग बाद में उम्र बढ़ने के साथ अनिच्छा से ध्यान देना शुरू करते हैं। आमतौर पर लोग एक उम्र जीने के बाद, शायद चालीस वर्ष की आयु के बाद, संभवतः स्वास्थ्य के प्रति सचेत होते हैं और तब कहीं जाकर वह एक्सरसाइज को अपनी दिनचर्या का हिस्सा बनाते हैं । तब तक काफी समय बीत चुका होता है। लेकिन टाइप 1 डायबिटीज से ग्रस्त होने के कारण मैंने अपनी शारीरिक देखभाल कम उम्र में शुरू कर दी थी, खासकर जब मैंने योग का अभ्यास करना आरंभ किया था। मैं वर्ष 2000 के आरंभ से योग का अभ्यास कर रही हूं और तब से यह मेरी दिनचर्या का एक हिस्सा है।

चौथा पहलू जो मैंने समय के साथ विकसित किया, वह सहानुभूति और करुणा है। मैं न केवल दूसरों के दर्द और संघर्ष को महसूस कर पाती हूं, बल्कि एक बहुत अच्छी श्रोता भी बन गई हूं। इसने मुझे रिश्तों को बेहतर ढंग से समझने में मदद की है। मैं अधिक दयालु बन सकी और लोग मेरे साथ बेहतर तरीके से खुल पाते हैं, चाहे वे कार्यक्षेत्र में हों या निजी जीवन में। अनजाने में, मैं कुछ मित्रों और सहकर्मियों को सलाह देती रही हूं। इसने मुझे जीवन में आगे बढ़ने में भी मदद की है। हम एक दूसरे के साथ बातचीत से उतना ही सीखते हैं जितना हम सुव्यवस्थित तरीके से या अपने स्वयं के अनुभवों से सीखते हैं। यह हमें हमारी कोमल संवेदनाओं और व्यक्तित्व को बेहतर तरीके से विकसित करने में भी मदद करता है।

पांचवां पहलू एक ऐसा पहलू है जो समय के साथ बहुत मुश्किल से विकसित हुआ है। एक ऐसा पहलू जो मुझे लगता है कि जिसे व्यवहार में लाने में मुझे थोड़ा समय लगा, खासकर वयस्क हो जाने के बाद। यह था 'मदद मांगना'। जैसे-जैसे मैं बड़ी हो रही थी, मैं आसपास के लोग, जैसे परिवार के सदस्य, दोस्त, सहकर्मि और यहां तक कि अनजान लोगों से मदद मांगने से मेरी हिचक भी काफी खुल रही थी। लेकिन जैसे ही मैंने पूर्णकालिक पेशेवर के रूप में काम करना शुरू किया, मैं थोड़ी झिझकने लगी। शायद इसलिए कि मुझे लगा कि मुझे अपने दम पर आत्मनिर्भर होना चाहिए और दूसरों पर ज्यादा निर्भर

नहीं रहना चाहिए। फिर समय के साथ मैंने सीखा कि किसी को सिर्फ पूछने की जरूरत है और लोग स्वेच्छा से आपकी मदद करने को तत्पर हो जाते हैं। वास्तव में, हम जैसे-जैसे लोगों के संपर्क में आते हैं, रिश्तों में सहजता, उष्मा और निकटता विकसित होती है।

अंत में, एक और गुण है जो मेरे जीवन में बहुत जल्दी पनपा। वह है 'समाज को वापस लौटाना'। यह एक ऐसी चीज है जो मुझे बहुत ही स्वाभाविक रूप से मिली है। ऐसा इसलिए हो सकता है, क्योंकि मुझे अपने शुरुआती दिनों में न केवल अपने परिवार से, बल्कि अपनी दादी, मौसी और बुआ के परिवार, दोस्तों, सहपाठियों, अनजान लोगों,आदि से भी बहुत मदद और सहयोग मिला। इसने मुझमें विभिन्न तरीकों से समाज को वापस लौटाने की एक सुदृढ़ भावना विकसित की। जैसे कि किसी की सहायता करना, समय देना, धैर्य से उसकी बात सुनना, किसी के साथ होकर उसे बस आश्वासन देना, किसी विषय पर किसी को जानकारी देना, आर्थिक रूप से सहायता करना, आदि। ऐसा करने से मुझे संतुष्टि और सुकून दोनों मिलते हैं। इतना ही नहीं, इस तरह मैं अपने आसपास के लोगों से भविष्य में मदद मांग सकती हूं, इस बात का भी एहसास कराया है।

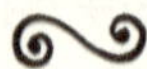

माता-पिता/देखभाल करने वाले के लिए महत्वपूर्ण सीख

1. ऐसा मत सोचो कि मधुमेह ने जीवन के सभी सुखों का अंत कर दिया है। वास्तव में, यह विकास के नए रास्ते खोलता है जिसका व्यक्ति जीवन में आनंद लेना शुरू कर देता है।

2. मधुमेह होने पर व्यक्तित्व के कुछ बहुत ही रोचक पहलुओं का विकास होता है। उदाहरण के लिए, स्वयं के लिए, यह अनुशासन, आत्म-नियंत्रण, आत्म-देखभाल, दृढ़ इच्छाशक्ति हो सकता है, जबकि दूसरों के लिए, यह करुणा, सामाजिक देखभाल आदि हो सकता है। आपके बच्चे में जो गुण है, उसे पहचानें।

3. बच्चे को उसके दैनिक जीवन में छोटी-छोटी चीजों में खुशी खोजने में मदद करें। यह उसे भीतर से खुशी महसूस करने में मदद करेगा।

4. बचपन से ही दूसरों की मदद करने की आदत डालें। इससे बच्चे के मन में करुणा और दूसरों की देखभाल करने की भावना पैदा होगी। इस तरह जीवन में और आसानी से मदद मांगने में वे सहजता महसूस करेंगे।

5. अपने बच्चे पर थोपने के बजाय संतुलित भोजन खाने और स्वस्थ जीवन जीने के उज्ज्वल व सकारात्मक पक्ष को दिखाएं। यह किसी सीमा में बंधकर एक स्वस्थ शैली को अपनाने के बजाय सही विकल्प के रूप में चुनने में उन्हें प्रोत्साहित करेगा।

6. जीवन में कुछ उन्नत पहलुओं के कारण, टाइप 1 डायबिटीज वाले व्यक्ति के आत्म-जागरूक और आध्यात्मिक रूप से स्वयं का विकास करने की संभावना बहुत अधिक रहती है। यह जीवन के उद्देश्य, उसकी इकिगाई (जीवन का आनंद लेने का कारण) को बहुत आसानी से तलाशने में मदद कर सकता है।

तो, अपने बच्चे के साथ जी-जान लगाकर जुट जाएं, चुनौतियों का स्वागत करें और कुछ अलग करके दिखाएं!

आभार

मैं अपने माता-पिता को इतने प्यार, देखभाल और ठोस मूल्यों के साथ पालने के लिए धन्यवाद करते हुए आभार व्यक्त करने की शुरुआत करना चाहूंगी। मैं अपने बचपन की बहुत ही सकारात्मक यादों के साथ बड़ी हुई हूं। सबसे महत्वपूर्ण भावनाओं में से एक जो मुझे अपने परिवार से मिली है, वह है बिना किसी शर्त के, निस्वार्थ भाव से सहयोग करना, जिसने मुझे बिना किसी अपराध बोध या शर्मिंदगी के अपनी स्थिति को स्वीकार और अपनाने में बहुत मदद की। मेरी मां ने जो मुझे सहज प्यार दिया, मेरी जी-जान लगाकर देखभाल की, उसके लिए धन्यवाद देने के लिए मेरे पास शब्द नहीं हैं। हर परीक्षा सत्र के दौरान, अपने स्वयं के पीठ दर्द की पीड़ा को नजरअंदाज करते हुए, मेरे हॉस्टल में कितनी ही बार लंबे समय तक रहते हुए मुझे अविश्वसनीय सहयोग व मानसिक संबल प्रदान करना उनके लिए कठिन रहा होगा।

मैं अपने माता-पिता समान सास-ससुर का धन्यवाद करना चाहती हूं जिन्होंने हमेशा मेरा समर्थन किया है और मेरे सभी प्रयासों, रुचियों में बहुत प्रोत्साहन दिया है। उनकी एक विशेषता जिसने हमें एक साथ बांधने में मदद की है, वह है उनका गैर-निर्णयात्मक रवैया। इससे मुझे उनके साथ किसी भी बात पर खुलकर चर्चा करने में मदद मिलती है। फिर चाहे वह कितना ही कठिन मुद्दा क्यों न हो, जैसे जीवन में चुनौतीपूर्ण परिस्थितियां या यहां तक कि वित्तीय सलाह जैसे मामले। वे अपनी राय थोपे बिना विभिन्न दृष्टिकोण से चर्चा करने के लिए हमेशा तैयार रहते हैं। इसने मुझे एक व्यक्ति के रूप में बहुत सम्मानित महसूस करने और मैं जैसी हूं, उस रूप में परिवार में स्वीकार किए जाने में मदद की है।

मेरी अब तक की यात्रा मेरे पति मनु के बिना असंभव थी। फिल्मों के लिए हमारे प्यार और उनकी मज़ाक करने की आदत ने

जीवन में किसी भी कठिन परिस्थिति से उबरने में मदद की है। उनके अटूट समर्थन और मुझ पर विश्वास ने मुझे इस पुस्तक को लिखने के लिए प्रेरित किया। अपने विवाहित जीवन के बीस वर्ष पूरे करने के बाद, मैं केवल इतना कह सकती हूं कि हमारे कॉलेज के दिनों से उनके उत्साहजनक शब्दों, उनका टोकना और मौन समर्थन ने मेरे अनुभव को शब्दों में पिरोने के मेरे सपने को सच कर दिया है। इस पुस्तक पर काम करते समय मैंने कई मानसिक अवरोधों, स्वयं पर बार-बार होने वाले संदेह और संघर्षों का सामना किया, लेकिन वही थे जिन्होंने मेरे विश्वास को जीवित रखा। उनके साथ होने वाली लंबी चर्चाओं ने मुझे हमेशा अपने नकारात्मक विचारों से लड़ने और इस पुस्तक को लिखने के अपने जोश और विश्वास को वापस लाने में मदद की। उन्होंने इस बात का ध्यान रखा कि मेरे लिखने में कोई भी बाधा न आए।

मैं अपनी चौदह वर्षीय बेटी सना को धन्यवाद देना चाहती हूं, जिसने मुझे सुझाव देने और मेरे विचारों को सुनने के अलावा मुझे अपने सपने में रंग भरने और इस किताब को पूरा करने की दिशा में काम करने के लिए प्रेरित करने में भी मदद की। वह मुझे याद दिलाती रही कि कैसे शब्दों में दुनिया को बदलने की ताकत होती है और कैसे वास्तविक जीवन के अनुभवों के साथ मिलकर वे समाज के लिए प्रभावशाली हो सकते हैं! इसके अलावा, यह रोज होने वाली लंबी सैर के दौरान उसके साथ होने वाली मेरी बातचीत का भी परिणाम है कि मैं इस पुस्तक में अभिभावक के दृष्टिकोण से कई पहलुओं को प्रस्तुत कर सकी।

मैं अपने भाई आशीष और उनकी पत्नी अमिता से हमेशा मिले प्यार और सहयोग के लिए उनका आभार प्रकट करती हूं। मुझे एक बहुत ही मजबूत, लेकिन सूक्ष्म ढंग से समर्थन प्रदान करने के अलावा, उन्होंने हमेशा मेरे जीवन में बहुत सारे मजेदार पल जोड़े हैं। मुझे खुशी है कि मेरा उनके और उनके प्यारे बच्चों, ओम और जिया के साथ एक बहुत ही खास रिश्ता है।

कुछ रिश्तेदारों के प्रति मैं दिल से कृतज्ञ हूं, जिन्होंने मेरे हॉस्टल प्रवास के दौरान, मेरी स्थिति के बारे में पता लगने के शुरुआती वर्षों में भावनात्मक और शारीरिक रूप से सहायता प्रदान करने में महत्वपूर्ण भूमिका निभाई है। मेरी मां के मायके के साथ-साथ मेरे पिता के रिश्तेदारों — मेरी दादी (बीजी), मामा-मामी, पिताजी, साधना मौसी, स्वर्गीय शांति मौसी, मौसाजी, बुआजी, तायाजी, मेरे चचेरे भाई संगम और उनकी पत्नी,वंदना का बहुत-बहुत धन्यवाद, जिन्होंने न केवल मेरी देखभाल की, बल्कि मेरे दिल्ली की मेरी कार्य यात्राओं के दौरान भी ध्यान रखा। वास्तव में, डॉ. मामाजी (जो अब नहीं रहे) की गैरमौजूदगी की भरपाई मेरे लिए उनके प्यार और देखभाल से होती है। मेरे सभी ममेरे-चचेरे भाई-बहन और उनके जीवनसाथियों को धन्यवाद। जब भी मैं उनसे मिलने गई, हमारे बीच एक मजबूत रिश्ता कायम हुआ।

मैं अपनी हॉस्टल की साथी नीतू गुप्ता और विनीता बंसल को मेरी हमेशा देखभाल करने के लिए जितना भी धन्यवाद करूं, वह कम होगा। उनके रूप में मुझे जीवन भर के लिए दो प्यारी बहनें मिल गई हैं। मेरे सहपाठी और दोस्त, नितिन ढींगरा, तारिक अंजुम, शिखा खन्ना और शिफौली गर्ग ने इंजीनियरिंग कोर्स के उन चार वर्षों में किसी न किसी रूप में मेरी देखभाल करते हुए भी मुझे ढेर सारी मस्ती करने का मौका और खुशी दी।

मेरे दोस्त और सहपाठी शालिन्दर लूथरा, उनके माता-पिता और भाई-बहनों को विशेष रूप से धन्यवाद, जिन्होंने मेरे जीवन को इतना आसान बनाया और मेरी इतनी देखभाल की। उनके घर में जितनी बार भी गई, मुझे यही लगा कि जैसे मैं अपने घर में रह रही हूं।

सब्बरवाल अंकल-आंटी ऐसे लोग हैं जो प्रशंसा योग्य हैं, जिन्होंने कुरुक्षेत्र में मेरा रहना आसान और सहज बना दिया था। वे न केवल मेरे लिए हॉस्टल में घर का बना खाना लेकर आते थे, वरन बहुत सारी बर्फ भी। जो न केवल इंसुलिन के लिए होती थी, बल्कि चिलचिलाती गर्मी में कमरे के तापमान को ठंडा करने के लिए भी होती थी।

मेस चलाने वाली पूरी टीम (गौर सिंह भैया, मुन्नी आंटी, छोटू) का तहे दिल से शुक्रिया, जिन्होंने मुझे बहुत ही स्वस्थ और स्वादिष्ट व समय पर भोजन उपलब्ध कराया।

सफर के दौरान मेरे साथी बनने और हॉस्टल से लेकर मुंबई या पैतृक घर जाने और वापस आने के लिए धवल मोदी और मनीष हांडा को मेरा धन्यवाद। जिन्होंने मेरे सफर को न केवल आरामदायक, बल्कि याद रखने योग्य भी बनाया। शिष्टता और देखभाल कैसे की जाती है, उन दोनों से यह सीखा जा सकता है।

मेरे कॉलेज और हॉस्टल के मुख्य वार्डन, हॉस्टल वार्डन, प्रोफेसर, कई सहपाठी, वरिष्ठ और बहुत से कर्मचारियों के प्रति मैं कृतज्ञ हूं, जिन्होंने मेरे जीवन को इतना आसान बनाया कि उस वजह से जाने-अनजाने मेरे रास्ते में आने वाली बाधाओं को दूर होने में मदद मिली। मुझे वह घटना याद है जब मैं ट्रेन से मुंबई जाने के लिए निकली थी। तब मैंने श्रीमती वर्मा (प्रो. वर्मा की पत्नी) से बर्फ से भरा एक घड़ा लिया था।

पटियाला की पूरी मंडली और दोस्तों का विशेष धन्यवाद, विशेषकर भारद्वाज परिवार का, जिन्होंने मेरी यात्राओं को इतना रोमांचक और यादगार बनाया।

जैसा कि कहते हैं, 'एक बच्चे को पालने के लिए पूरे एक समुदाय की ज़रूरत होती है।' अगर मैं कहूं कि 'चार शहरों में सैकड़ों लोगों ने मुझे बिना किसी अप्रिय घटना को घटने दिए, अपनी डिग्री पूरी करने में मदद की' तो मेरे मामले में यह बात गलत नहीं होगी।

मेरे बी-स्कूल के दोस्तों (मनु के अलावा)—स्मृति, निखिल, संजीव, आलोक, अमित भल्ला, दिवेश की मैं अत्यंत कृतज्ञ हूं, जिन्होंने न केवल मुझे समय-समय पर मानसिक संबल देने और प्रोत्साहित करने में मेरी मदद की, बल्कि मेरे कठिन दैनिक आवागमन को भी इतना मजेदार व उत्साहपूर्ण बनाया।

बाद में जीवन में मिले मेरे अन्य मित्र, नगेंद्र प्रसाद जस्मा, अनन्या, रंगेश, समीर, अमित गर्दे, जितेश, वेंकेट, दीपा, काला, फरहीन, अंजना और कई और जिनके नाम यहां नहीं उल्लेख किए

गए हैं, जिन्होंने मुझे न केवल जीवन का पाठ पढ़ाया, बल्कि सांत्वना देने के लिए भी हमेशा मेरे साथ खड़े रहे, उनका धन्यवाद।

मेरी ननद सुगंधी की मैं विशेष रूप से आभारी हूं, जिनके साथ मेरा बहुत दोस्ताना रिश्ता है, फिर चाहे वह हमारी पारिवारिक यात्राओं के दौरान हो या उनके मुंबई आने पर हमारी अकेले में होने वाली बातचीत के दौरान। जब मैंने शादी के बाद अपने जीवन के नए चरण में प्रवेश किया था, तब उन्होंने ही मुझे सहज बने रहने में मदद की थी।

डायबिटीज और ब्लड शूगर को नियंत्रण करने में सहायता और सलाह प्रदान करने के लिए अपने सभी डॉक्टरों की मैं आभारी हूं।

मैं यहां डॉ. हरिंदर (पटियाला में), और डॉ अंजलि कुलकर्णी और मुंबई में पूरे बीएआरसी अस्पताल सहायता तंत्र का उल्लेख करना चाहूंगी।

डॉ. मनोज चड्ढा की मैं अत्यंत कृतज्ञ हूं, जिन्होंने वर्ष 2005 से मुझे शिक्षित करने, मुझे प्रोत्साहित करने और गर्भावस्था सहित अन्य कठिन स्थितियों को बहुत सहजता से पार करने में वर्षों तक निरंतर सहयोग प्रदान किया। धन्यवाद, सर, मुझ पर विश्वास करने के लिए।

ज्यूवेनाइल डायबिटीज फाउंडेशन और स्वर्गीय डॉ. वी.एस. अजगांवकर और उनकी टीम, डॉ. दीपक दलाल, डॉ अस्पी ईरानी, डॉ कोप्पिकर, और पूरा जेडीएफ परिवार जो दुनिया भर में कई डायबिटीज मरीजों में जागरूकता फैलाने और सहयोग करने की दिशा में निस्वार्थ भाव से काम कर रहा है।

मेरी पूर्व बॉस शर्मीला सिंह के उल्लेख के बिना मेरा कृतज्ञता प्रकट करना अधूरा होगा। मुझे इतना अधिक भावनात्मक रूप से सहयोग और काम को बिना किसी दबाव के करने की अनुमति प्रदान करने, मधुमेह की देखभाल की आवश्यकता को समझने के लिए और हमेशा मेरी स्थिति के प्रति सहानुभूति रखने के लिए, और मधुमेह को कभी भी मेरी प्रगति के रास्ते में नहीं आने देने के लिए उनका दिल से आभार।

पूरे मोड परिवार—अशोक सेठी, मिताली चौहान, विनीता सूरी, विशिख तलवार, कल्याणमय चटर्जी का मुझे नियुक्त करने और मुझ पर विश्वास करने के लिए बहुत-बहुत धन्यवाद, खासकर जब अन्य कंपनियों ने मुझे अपने मेडिकल टेस्ट में फेल कर दिया था।

मैं उन सभी लोगों को धन्यवाद करना चाहती हूं जिनके साथ मैंने काम किया है, मेरे कार्यालय के सहयोगियों और दोस्तों (वर्तमान और पुराने), संचालन टीम और सहायक कर्मचारियों ने मुझे 'सहजता से अपनी स्थिति के साथ जीने' में सक्षम बनाया, क्योंकि वे सभी हमेशा किसी बात को लेकर निर्णय नहीं लेने लगते थे, बल्कि एक सहायक की तरह मुझे व्यवहार करते थे।

मेरे सभी क्लाइंट्स का आभार, जिन्होंने मेरी क्षमताओं पर सवाल या संदेह किए बिना, मीटिंग और प्रेजेंटेशन के दौरान, हाइपोग्लाइसीमिया से जूझने के दौरान मेरा समर्थन किया है।

मैंने जिन हवाई-कंपनियों की उड़ानों में यात्रा की, उसके कर्मचारियों का और जिन होटलों में मैं रुकी, उनका विशेष उल्लेख करना चाहूंगी, जिन्होंने मेरे मांगने पर हमेशा आवश्यकता के अनुसार मेरे लिए भोजन उपलब्ध कराने के लिए हमेशा नए तरीके खोजे।

पूरे मेडिकल सपोर्ट सिस्टम, केमिस्ट और डिलीवरी बॉय को धन्यवाद देना चाहूंगी, जिन्होंने कोल्ड-चेन को बनाए रखा और यह सुनिश्चित किया कि मुझ तक पहुंचने वाला इंसुलिन हमेशा सही और प्रभावी रहे।

मैं अपने सभी साथी यात्रियों को भी धन्यवाद देना चाहती हूं जिन्होंने मेरी लंबी या छोटी यात्रा के दौरान मेरी मदद की, चाहे वह लंबी दूरी की यात्रा में सामान संभालने की बात हो, या अनजाने में अपनी उपस्थिति और सहयोग के रूप में। और उन सब का भी जिन्होंने मुझे हमेशा भरी रहने वाली मुंबई की लोकल में बैठने की जगह दी।

लेखिका और कहानी वैज्ञानिक, श्वेता समोटा द्वारा प्रदान की गई सभी सलाह के लिए मेरा हार्दिक धन्यवाद, जिनकी वजह से यह पुस्तक लिखने का मेरा सपना सच हुआ! आपके मार्गदर्शन, रोज दिए

जाने वाले सुझावों, प्रेरणा और बार-बार समझाने के लिए, धन्यवाद, श्वेता।

द क्रिएटिव सर्कल और उनकी टीम को मेरा धन्यवाद, जिन्होंने मुझे कवर डिजाइन करने और पुस्तक के अंश लिखने में मदद की और पुस्तक को संपादित करने के कष्टकारी कार्य में मेरी मदद की। आपने जिस धैर्य का परिचय दिया, उसके लिए तहेदिल से आपकी सराहना करती हूं।

इस पुस्तक को लिखते समय, मुझे एक साथी लेखिका मोहिता दत्ता के रूप में एक दोस्त भी मिली। मेरे जवाबदेही में भागीदार होने के लिए, सुबह के शुरुआती समय के लिए और इस यात्रा के दौरान मुझे प्रेरित करते रहने के लिए धन्यवाद।

मैं सुमन बाजपेयी का भी आभार व्यक्त करना चाहूंगी जिन्होंने मेरी पुस्तक को अंग्रेजी से पाठक-अनुकूल हिंदी भाषा में धैर्यपूर्वक अनुवादित किया। उन्होंने न केवल मेरे संदेश को पाठकों तक सरलता से पहुँचाया है, बल्कि पुस्तक के मूल संस्करण में व्यक्त की गई बातों के अर्थ, विषय और भावनाओं को भी बरकरार रखा है।

अंत में, धन्यवाद पापा, मेरे जीवन में मेरा मार्गदर्शन करने और किताब में जादुई स्पर्श जोड़ने के लिए।

लेखिका परिचय

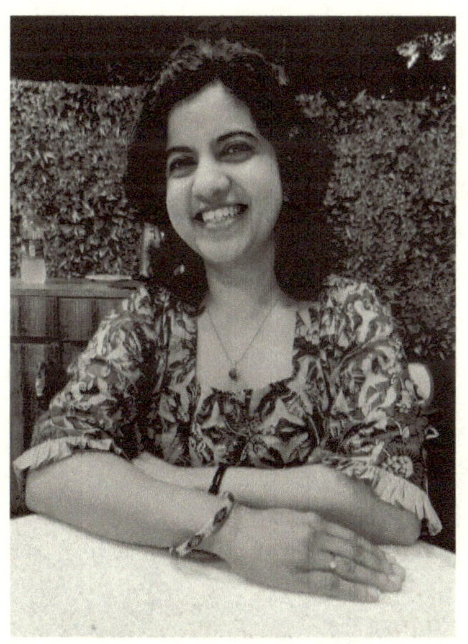

एक सिविल इंजीनियर और एमबीए, गीतिका सिंह पिछले 21 वर्षों से कॉर्पोरेट जगत में एक मार्केट रिसर्चर के रूप में काम कर रही हैं।

उन्हें 17 साल की उम्र में जब उन्होंने एनआईटी, कुरुक्षेत्र में कॉलेज जीवन में कदम रखा था, पता चला था कि उन्हें टाइप 1 डायबिटीज है। इससे उनके जीवन में उथल-पुथल मच गई, लेकिन उनके परिवार ने इस स्थिति को बहुत सावधानी से संभाला और उनसे 1500 किमी दूर हॉस्टल में रहकर अपनी पढ़ाई जारी रखने का एक कठिन लेकिन सोचा-समझा निर्णय लिया।

यह पुस्तक उनके जीवन के प्रारंभिक चरण के बाद के दौरान उनकी यात्रा और अनुभव के बारे में है। उनके परिवार, रिश्तेदारों और

दोस्तों के लगातार मिलने वाले सहयोग ने उन्हें अपनी स्थिति को सकारात्मक रूप से स्वीकारने और साथ उसके साथ आने वाली सभी चुनौतियों को दूर करने में बहुत मदद की।

अपने खाली समय में, गीतिका को गाना पसंद है और वह पंडित परेश जाना से हिंदुस्तानी शास्त्रीय संगीत सीखती हैं। वह महाद्वीपों में यात्रा करना पसंद करती है, क्योंकि उनका मानना है कि यह किसी के अनुभव को समृद्ध करता है और दृष्टिकोण को व्यापक बनाता है। एक योग अभ्यासी के रूप में, वह एक सरल, लेकिन पूर्ण जीवन जीने में विश्वास करती हैं। वह सकारात्मक विचारों के साथ जीती हैं और चारों ओर खुशियां फैलाना पसंद करती हैं।

उन्होंने अपने बी-स्कूल सहपाठी मनु सिंह से शादी की है और मुंबई में रहती हैं। उनकी 14 साल की एक चुलबुली बेटी सना है। तीनों हिंदी फिल्में देखना पसंद करते हैं और जीवन के प्रति उनका उत्साह उन्हें एक साथ बांधता है।

यह पुस्तक उनकी अंग्रेजी में लिखी 'ओवरकमिंग चैलेंज्स ऑफ टी 1डी' का हिंदी अनुवाद है।

लेखक से यहां संपर्क किया जा सकता है

Instagram: @geetika.y.s

email: authorgeetika@gmail.com

Facebook: https://www.facebook.com/geetika.singh.1029

अमेजन पर पुस्तक खरीदने का लिंक
mybook.to/OvercomingT1DByGSingh